KSIĄŻKA PRZYGOTOWANIA STOŁU KULTURY

100 PYSZNYCH PRZEPISÓW NA WZROST MIĘŚNI

DARIA TOMASZEWSKA

Wszelkie prawa zastrzeżone.

Zastrzeżenie

Informacje zawarte w tym e-booku mają służyć jako obszerny zbiór strategii, które zbadał autor tego e-booka. Streszczenia, strategie, wskazówki i triki są polecane tylko przez autora, a przeczytanie tego e-booka nie gwarantuje, że czyjeś wyniki będą dokładnie odzwierciedlać wyniki autora. Autor e-booka dołożył wszelkich starań, aby zapewnić aktualne i dokładne informacje dla czytelników e-booka. Autor i jego współpracownicy nie ponoszą odpowiedzialności za jakiekolwiek przypadkowe błędy lub pominięcia, które mogą zostać znalezione. Materiał w e-booku może zawierać informacje od osób trzecich. Materiały osób trzecich zawierają opinie wyrażone przez ich właścicieli. Takie jak,

E-book jest chroniony prawem autorskim © 2022, wszelkie prawa zastrzeżone. Redystrybucja, kopiowanie lub tworzenie dzieł pochodnych z tego eBooka, w całości lub w części, jest niezgodne z prawem. Żadna część tego raportu nie może być powielana ani retransmitowana w jakiejkolwiek formie bez wyraźnej i podpisanej pisemnej zgody autora.

zawartość

ZAWARTOŚĆ 3

WPROWADZANIE 7

NISKA WĘGLOWODANÓW 15

1. PŁATKI OWSIANE SUPERFOOD NA NOC 16
2. KURCZAK NA OSTRO Z KUSKUSEM 18
3. SZYBKI KURCZAK HARISSA I TABBOULEH 21
4. KURCZAK Z JEDNEJ PATELNI Z ORZECHAMI NERKOWCA 24
5. LASAGNE W FORMIE CHLEBA 27
6. KURCZAK HARISSA I MAROKAŃSKI KUSKUS 30
7. SAŁATKA MAKARONOWA Z KURCZAKIEM BAWOLE 34
8. KURCZAK, BATATY I ZIELENINA 37
9. AZJATYCKI KURCZAK Z MASŁEM ORZECHOWYM I SEZAMEM 40
10. GRILLOWANY KURCZAK I RYŻ 43
11. BURGERY Z INDYKIEM Z CHILI I CYTRYNĄ NA NISKIM POZIOMIE .. 46
12. MALEZYJSKI SATAY Z KURCZAKA 48
13. KURCZAK TIKKA MASALA 52
14. PRZYGOTOWANIE JEDNOGARNKOWEGO POSIŁKU Z KURCZAKA I RYŻU 55
15. GRILLOWANY KURCZAK MAC N SER 59
16. KURCZAK CURRY Z MASŁEM ORZECHOWYM 63
17. ZAPIEKANY MAKARON FAJITA 66
18. KREMOWY KURCZAK Z CYTRYNĄ I TYMIANKIEM 69
19. PAELLA Z KURCZAKIEM I CHORIZO 72
20. ŁATWE PRZYGOTOWYWANIE POSIŁKÓW Z BIAŁKAMI 76
21. SMAŻONY STEK Z TUŃCZYKA I ĆWIARTKI ZE SŁODKICH ZIEMNIAKÓW 79
22. SZYBKIE PIKANTNE WARZYWA CAJUN Z ŁOSOSIEM I CZOSNKIEM 83
2.3. SAŁATKA MAKARONOWA Z TUŃCZYKIEM 86
24. ŁOSOŚ POKE MISKA 89
25. KEDGEREE WYSOKOBIAŁKOWE 93
26. PRZYPRAWIONA JAGNIĘCINA Z KASZĄ BULGUR FETA 96
27. CHUDY, KREMOWY MAKARON Z KIEŁBASĄ 99
28. HASZ ZE SŁODKICH ZIEMNIAKÓW I CHORIZO 102

29.	Teriyaki Wołowina Zoodles	105
30.	Pieczony kuskus z fetą	108
31.	Soczewica jednogarnkowa Dahl	111
32.	Wegańska miska ze słodką papryką i czekoladowymi kuleczkami proteinowymi 115	
33.	15 minut wegańskie fajitas	119
34.	Chrupiące Tofu i Makaron Teriyaki	122
35.	Wegańska Soczewica Bolońska	126
36.	Burrito śniadaniowe na cały tydzień	129
37.	Słoiki burrito	133
38.	Papryki wysokobiałkowe nadziewane 4 sposoby	136
39.	Włoskie klopsiki z kurczaka ze spaghetti	138
40.	Klopsiki z indyka śródziemnomorskiego z Tzatziki	142
41.	Pulpety z warzywami i wołowiną marinara	146
42.	Klopsiki białkowe	150
43.	Klopsiki z indyka, jabłka i szałwia	153
44.	Azjatyckie klopsiki z glazurą jabłkową Hoisin	156
45.	Smażona dynia żołędziowa z klopsikami z kurczaka	160
46.	klopsiki z kurczaka z grilla w miodzie	164
47.	Klopsiki z indyka ze słodkich ziemniaków	168

BOGATA W BIAŁKO 170

48.	Łatwa meksykańska sałatka z ciecierzycy	171
49.	Cannelloni z tofu i szpinakiem	174
50.	Zupa z soczewicy z kokosowym curry	177
51.	Quinoa z indyjskim curry	180
52.	Grillowane warzywa na puree z białej fasoli	183
53.	Seitan pieczony w piekarniku	186
54.	Tofu z ciecierzycą	189
55.	Tofu gotowane	192
56.	Tempeh Pikantne z Masłem Orzechowym	195
57.	Sałatka z tuńczyka z wędzoną ciecierzycą	198
58.	Tajska sałatka z komosy ryżowej	201
59.	Turecka sałatka z fasoli?	204
60.	Miski warzywne i quinoa	207
61.	Tofu z masłem migdałowym	210

62.	Miska Buddy z ciecierzycą z komosy ryżowej	213
63.	Seitan parmezanu	216
64.	Placki z czerwonej soczewicy	219
65.	Pesto z rukoli i cukinii	222
66.	Zapiekanka wegetariańska	225
67.	Pieczona brukselka	228
68.	Kanapka z awokado i ciecierzycą	230
69.	Komosa ryżowa smażona na patelni	232
70.	Kleiste tofu z makaronem	235
71.	Wegańskie tofu teriyaki z grilla	238
72.	Kiełki zielonej fasoli	241
73.	Tofu w panierce z rzodkwi	243
74.	Lasagne z soczewicy	246
75.	Klopsiki z soczewicy	249
76.	Medaliony wieprzowe w orzechach laskowych	252
77.	Smaczne kotlety wieprzowe	255
78.	Wieprzowina z dynią spaghetti	258
79.	Pikantny falafel z komosy ryżowej	261
80.	Galette z dyni	264
81.	Quinoa z pastą curry	267
82.	Boczek marchewkowy wędzony w piecu	270
83.	Łosoś na spaghetti dyni	272
84.	Gotowany łosoś z porem	275
85.	Grillowany miecznik z salsą	277
86.	Steki z tuńczyka z majonezem	279
87.	Zmiażdżona dynia zimowa	281
88.	Szaszłyk z małży prosciutto	283
89.	Seitan i czarna fasola	286
90.	Okładki Curry Tofu	289
91.	Sałatka tajska z tempeh	292
92.	Pbaton z komosą ryżową	295
93.	CCiasteczka z kawałkami czekolady	297
94.	SPiekło edamame dip	300
95.	Mkubki z orzechów nerkowca	302
96.	CCzekoladowe chipsy z chmielu	304
97.	Swilgotne zielone ciasteczka	306

98. Bbatoniki ananasowe 309
99. Ppączki z roteiną 312
100. Htofu z sezamem 315

WNIOSEK 318

WPROWADZANIE

Nikt nie zwraca tyle uwagi na to, co jedzą, co kulturysta. Kalorie muszą być prawidłowe, a makra muszą być zbilansowane i nie możemy też zapomnieć o mikro.

Są też różne filozofie dietetyczne, które walczą o pozycję pole position – przerywany post, kolarstwo węglowodanowe, ketogeniczna i flexi, żeby wymienić tylko kilka. Cóż, niezależnie od preferencji, te przepisy na kulturystykę Cię obejmują.

Znajdziesz tu po trochu wszystkiego, co pomoże Ci w udanym przygotowaniu posiłku, od wysokokalorycznych i niskowęglowodanowych do niskowęglowodanowych, szybkich i łatwych do bardziej zaangażowanych (i satysfakcjonujących!). Aha, i oczywiście jest też mnóstwo białka!

Budowanie mięśni i spalanie tłuszczu

Kulturystyka to delikatna równowaga między budowaniem mięśni a spalaniem tłuszczu. Potrzebujesz odpowiedniej ilości kalorii, aby budować mięśnie, ale potrzebujesz również deficytu kalorii, aby spalić nagromadzony tłuszcz. Brzmi to niemożliwe, ale tak nie jest. Tajemnica? Podstawowa matematyka. Lub, jak to się nazywa w świecie fitness: równanie bilansu energetycznego. Mówiąc najprościej, im więcej masz mięśni i im bardziej jesteś aktywny, tym więcej musisz jeść. To dlatego, że im więcej masz beztłuszczowej masy mięśniowej, tym więcej energii (dzięki, jedzenie!) potrzeba, aby poruszyć ten mięsień. Wszystko od podstawowych funkcji, takich jak oddychanie, trawienie i bicie serca, po chodzenie i noszenie prania po schodach lub bardziej celowe ćwiczenia,

Zanim pobiegniesz do lodówki, spójrzmy na drugi koniec spektrum. Kiedy jemy więcej kalorii niż zużywa nasz organizm, wszystkie te dodatkowe kalorie są przechowywane w postaci tłuszczu. To dlatego wiele osób, które obracają się, aby stać się silnymi, nigdy nie jest szczupłe i szatkowane. Mogą rzeczywiście stać się silniejsze, ale bycie szczupłym oznacza utratę dodatkowych kalorii. Należy wziąć pod uwagę inne czynniki, takie jak słaba jakość żywności, brak czasu przyjmowania składników odżywczych i niewłaściwe proporcje makroskładników.
Oczywiście nie wszystkie kalorie są sobie równe. Chcemy zasilać nasze ciała najlepszymi cegiełkami, we właściwym czasie, aby napędzać nasz trening, poprawiać nasze wyniki,

Piętnaście najlepszych pokarmów na wzrost mięśni

1. **Wołowina z bydła karmionego trawą**, w porównaniu do wołowiny karmionej zbożem, ma mniejszą zawartość tłuszczu, zawiera więcej niezbędnych nienasyconych kwasów tłuszczowych i przeciwutleniaczy oraz mniej tłuszczu podnoszącego poziom cholesterolu.

2. **Białe mięso:** kurczak, indyk i wieprzowina są doskonałym źródłem chudego białego mięsa. Niska zawartość tłuszczu i wysoka zawartość białka, pozwala uzyskać wszystkie gramy białka, których potrzebujesz, bez wysyłania kalorii przez dach.

3. **Łosoś** jest jednym z najwyższych źródeł witaminy D w diecie. Badania wykazały, że witamina D przyczynia się do zwiększenia siły mięśni.

4. **skorupiaks** są wspaniałym źródłem chudego białka i cynku. Cynk jest niezbędny do ćwiczeń, a im więcej się ćwiczymy, tym bardziej się go wyczerpuje. Utrzymanie wysokiego poziomu cynku pomoże Ci uzyskać najlepsze rezultaty.

5. **Żółtkas** ą bogate w cholesterol, rodzaj tłuszczu, który organizm wykorzystuje najskuteczniej do budowy testosteronu. Dostarcza również witaminę D, witaminę związaną z wyższym poziomem testosteronu. Sztuką jest oczywiście umiar, więc uważaj na swoje porcje.

6. **jogurt grecki** ma mniej węglowodanów i dużo więcej białka (23 g na filiżankę!) niż zwykły jogurt i oferuje probiotyki, które wspomagają trawienie i poprawiają wchłanianie składników odżywczych.

7. **fasolki** są najbardziej przyjaznym białkiem, jakie możesz kupić. Oprócz białka fasola dostarcza mnóstwo błonnika i wolno trawionych węglowodanów, które pomagają ustabilizować poziom cukru we krwi podczas treningu i codziennych czynności.

8. **Komosa ryżowa** jest to jedyne ziarno uważane za pełnowartościowe białko. Dostarcza niezbędne aminokwasy, a także witaminy, minerały, przeciwutleniacze i błonnik.

9. **Warzywa krzyżowe** to między innymi brokuły, kapusta bok choy, kalafior, kapusta, brukselka, rzodkiewka, jarmuż i kapusta. Warzywa te stanowią naturalne źródło inhibitorów aromatazy, które pomagają kontrolować estrogen i poprawiają poziom wolnego testosteronu.

10. **Jabłka** zawierają kwas ursolowy, naturalny związek, który blokuje utratę mięśni i powoduje większy wzrost mięśni poprzez zwiększenie insulinopodobnych czynników wzrostu.

11. **banany** są tanim i smacznym źródłem węglowodanów pełnym potasu i błonnika, które badania wykazały, że są tak samo skuteczne w poprawianiu wydajności, jak napoje węglowodanowe.

12. **Buraczany** są doskonałym źródłem tlenku azotu, suplementu o udowodnionym działaniu poprawiającym wydajność, zwalczającym zmęczenie i zapewniającym szybszą regenerację.

13. **Kokosy** zawierają zdrowe źródło tłuszczów nasyconych budujących testosteron. Wykazano, że diety o zbyt niskiej zawartości tłuszczów nasyconych powodują spadek testosteronu, co może ograniczyć potencjalne zyski na siłowni.

14. **Ziemniaki wstydus** to szybko wchłaniający się węglowodan o bardzo wysokim indeksie glikemicznym. Po intensywnej sesji treningowej pomogą one naładować mięśnie przed kolejnym treningiem, poprawiając regenerację i zwiększając obciążenie treningowe.

15. **Słodkie ziemniaki** są najlepszym źródłem beta-karotenu, silnego przeciwutleniacza, który pomoże Ci budować masę mięśniową.

Piętnaście najlepszych pokarmów spalających tłuszcz

1. **Chude białko:** Źródła białka o niższej całkowitej kaloryczności, takie jak krewetki, polędwica wieprzowa, pierś z kurczaka, białka jaj lub beztłuszczowy jogurt grecki, byłyby najlepszym wyborem do utraty wagi.

2. **Ryby zimnowodne** mają duże ilości kwasów tłuszczowych omega-3, które, jak wykazano, poprawiają poziom leptyny, hormonu, który pomaga regulować głód i sytość.

3. **ORZECHY** są bogate w białko, błonnik i zdrowe tłuszcze. Badania kliniczne wykazały, że diety niskokaloryczne zawierające orzechy prowadzą do większej utraty wagi niż diety bezorzechowe.

4. **Warzywa krzyżowe** dostarcza zwalczające choroby fitochemikalia. W szczególności, indol-3-karbinol, wspomaga utratę wagi, zwalcza przyrost masy ciała, poprawia tolerancję glukozy i pomaga regulować poziom estrogenu i testosteronu.

5. **Szpinak.** Wykazano, że inne podobne zielone błony roślinne są ważną częścią diety, powodując znaczną utratę wagi, poprawiając poziom cholesterolu, zmniejszając apetyt na słodycze i pomagając zmniejszyć głód.

6. **Ostre papryczki** są pełne związku zwanego kapsaicyną, który pomaga zmniejszyć apetyt. Ponadto, stymulując układ współczulno-nadnerczowy organizmu, przyspieszają

metabolizm, dzięki czemu można spalić więcej kalorii ze zgromadzonego tłuszczu.

7. **Jabłka.** W niedawnym badaniu wykazano, że pektyna jabłkowa zapobiega przyrostowi masy ciała i magazynowaniu tłuszczu poprzez wzmocnienie funkcji bariery jelitowej, poprawę równowagi bakterii w przewodzie pokarmowym i zmniejszenie stanu zapalnego. Podobnie jak inne źródła rozpuszczalnego błonnika, pektyna jabłkowa poprawia również poziom cholesterolu i zdrowie serca.

8. **Owoc cytrusowy** jest pełen witaminy C, przeciwutleniaczy, flawonoidów i pektyny rozpuszczalnego błonnika. W szczególności grejpfrut zawiera naringeninę, przeciwutleniacz, który poprawia wykorzystanie insuliny przez organizm i zwiększa spalanie kalorii.

9. **Malina.** Keton malinowy to naturalny związek fenolowy występujący w czerwonych malinach. Keton malinowy nie tylko pomaga zapobiegać przybieraniu na wadze, ale także zwiększa rozkład zmagazynowanych tłuszczów w organizmie.

10. **Owies w całości** i otręby owsiane są bogate w beta glukan, rozpuszczalny w wodzie błonnik, który poprawia poziom cholesterolu i poprawia zdrowie serca. Owies jest również wolno trawiony, więc czujesz się syty i zadowolony bardziej niż inne zboża.

11. **Cynamon** pomaga regulować poziom cukru we krwi. Dodanie cynamonu do diety może zmniejszyć oporność na insulinę

spowodowaną złymi nawykami żywieniowymi i przeciwdziałać negatywnemu wpływowi stresu na przyrost masy ciała.

12. **Łuski psyllium** jest niskokalorycznym źródłem błonnika. Kiedy wchodzi w kontakt z wodą, pęcznieje, więc dodanie go do dowolnego posiłku sprawia, że posiłek sam w sobie jest gęstszy i sycący, dzięki czemu możesz trzymać się swoich celów dotyczących kalorii.

13. **ocet jabłkowy** wykazano, że regularne przyjmowanie poprawia poziom cholesterolu. Ogólnie rzecz biorąc, ocet, gdy jest częścią posiłku, może zmniejszyć skoki cukru we krwi, dzięki czemu czujesz się syty i zadowolony na dłużej.

14. **Zielona herbata** zawiera katechiny i kofeinę, które zwiększają metabolizm energetyczny, prowadząc do utraty wagi.

15. **Olej kokosowy** jest trawiony inaczej niż inne tłuszcze. Jego rozkład pomaga poprawić metabolizm energetyczny i chroni wątrobę przed uszkodzeniem. Codzienna suplementacja oleju kokosowego w szczególności pomaga zredukować tłuszcz brzuszny i poprawia poziom cholesterolu.

NISKA WĘGLOWODANÓW

1. Płatki owsiane Superfood na noc

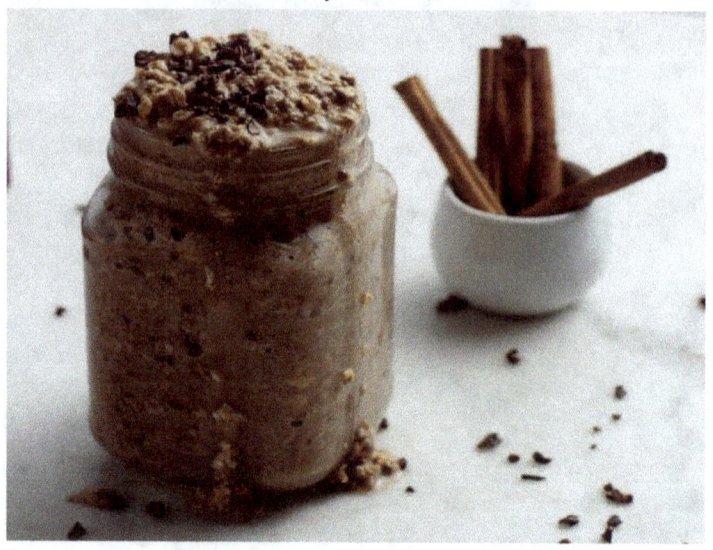

Porcje: 1

Składniki

- 75 g jogurtu bezmlecznego
- 50 g owsa błyskawicznego
- 125 ml mleka migdałowego
- 1 łyżka masła migdałowego
- 1 łyżeczka cynamonu
- Szczypta soli

Wskazówki

a) Wymieszaj wszystkie składniki w słoiku lub misce i dobrze wymieszaj.

b) Przykryj i wstaw do lodówki na co najmniej 4 godziny lub na noc, a następnie ciesz się pysznie pulchnymi i kremowymi płatkami owsianymi na noc!

2. Kurczak na ostro z kuskusem

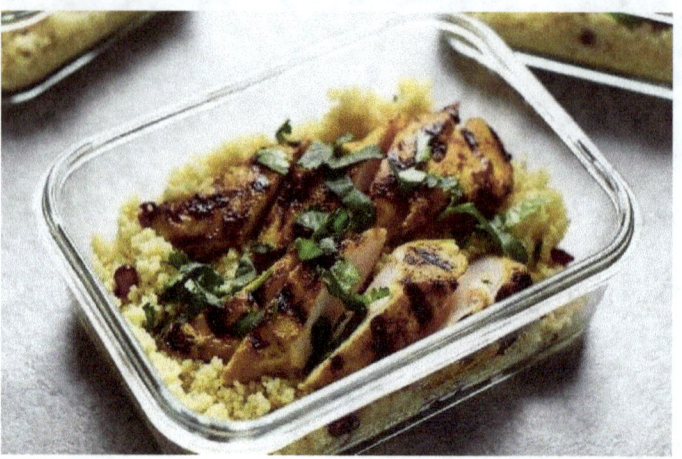

Porcje 4

Składniki

- 1 łyżka pasty curry
- 1 łyżka chutney z mango
- 1/2 łyżeczki kurkumy
- 1 porcja soli (do smaku)
- 50 ml oliwy z oliwek
- 4 piersi z kurczaka
- 300 g kuskusu
- 350 ml zupy jarzynowej
- Opcjonalne dodatki:
- Nasiona granatu
- Kolendra

Wskazówki

a) Aby zrobić marynatę dla kurczaka, dodaj do miski pastę curry, chutney, kurkumę, sól i oliwę z oliwek i dobrze wymieszaj.

b) Każdą pierś z kurczaka przeciąć na pół przed dodaniem do marynaty. Dobrze wymieszaj, aż cały kurczak zostanie pokryty.

c) Odstawić kurczaka na co najmniej 20 minut - najlepiej na noc w lodówce.

d) Rozgrzej patelnię grillową na średnim ogniu i umieść kawałki kurczaka. Smaż kawałki kurczaka przez 5-6 minut z każdej strony lub do uzyskania złotego koloru i lekko zwęglonego.

e) W międzyczasie włóż kuskus do dużej miski i ostrożnie wlej gotujący się wywar warzywny. Przykryj miskę pokrywką i pozwól kuskusowi moczyć się przez około 5 minut.

f) Rozłóż kuskus widelcem i dodaj dowolne dodatki. Nasiona granatu doskonale nadają się do koloru i smaku.

g) Podziel kuskus między 4 miski, a następnie posyp dwoma kawałkami marynowanego kurczaka. Wykończ danie posypując kolendrę.

3. Szybki Kurczak Harissa i Tabbouleh

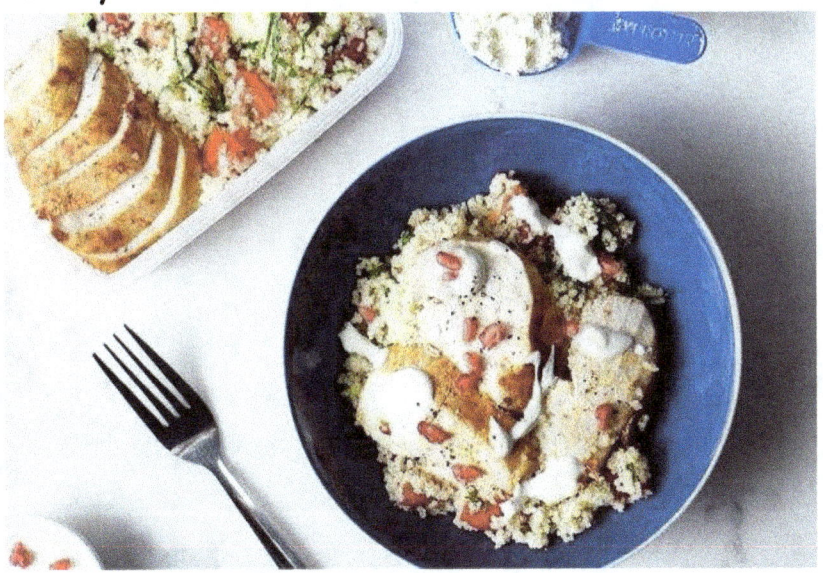

Sprawia: 4 posiłki

Składniki

- 50 g pasty harisa
- 1 łyżeczka oliwy z oliwek extra virgin
- 1 szczypta soli fok
- 3 x piersi z kurczaka (wypróbuj ze skórą, aby uzyskać dodatkowy smak)
- 180 g kaszy gryczanej lub kuskusu (sucha masa)
- 40 g pietruszki (łodyżki i liście)
- 20 g listków mięty
- 6-8 x dymka
- 1/2 ogórka
- 4 x pomidory
- 6 łyżek jogurtu greckiego
- 1/2 cytryny (sok i skórka)
- 1 ząbek czosnku (mielony)
- 1 szczypta soli morskiej

- 1 garść pestek granatu (opcjonalnie)

Wskazówki

a) Kurczak: rozgrzej piekarnik do 190°C. W małej misce wymieszaj pastę harissy, oliwę z oliwek i szczyptę soli.

b) Natnij górną część piersi kurczaka ostrym nożem, a następnie wetrzyj mieszankę harissy na pierś kurczaka i w nacięcia.

c) Czekając, zrób tabouleh. Ugotuj pszenicę lub kuskus bułgarski zgodnie z instrukcją na odwrocie opakowania. Po ugotowaniu odcedzić, przelać do dużej miski i połamać fasolę widelcem. Niech ostygnie.

d) Drobno posiekaj pietruszkę, listki mięty, dymkę, ogórki i

e) Sos: po prostu wymieszaj w misce jogurt grecki, sok i skórkę z cytryny, zmielony czosnek i sól morską.

f) Gdy wszystkie składniki będą gotowe, podziel na trzy pojemniki Tupperware. Pozostaw do ostygnięcia, a następnie wstaw do lodówki i przechowuj do 3 dni.

4. Kurczak z jednej patelni z orzechami nerkowca

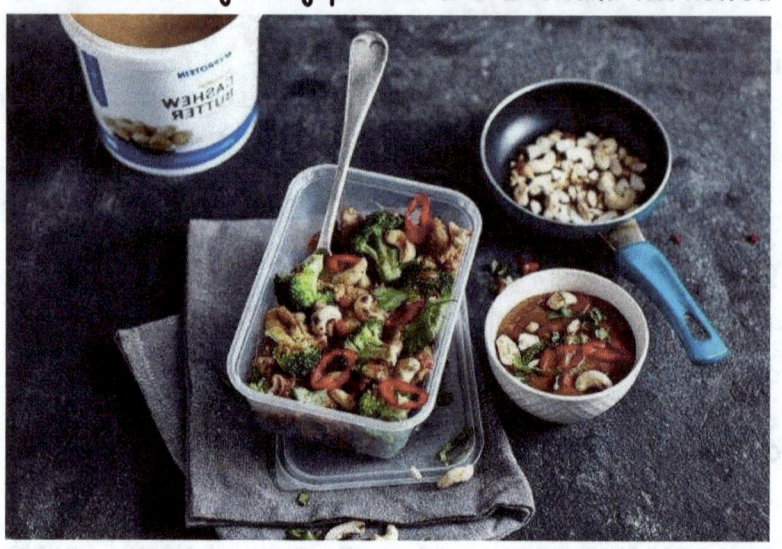

Sprawia: 4 posiłki

Składniki

- 3 łyżki masła nerkowca
- 2 łyżki sosu sojowego
- 2 łyżki syropu klonowego lub z agawy
- 2 ząbki czosnku
- 1 łyżeczka chińskiej 5 przypraw
- 4 piersi z kurczaka (pokrojone w kostkę)
- 1 główka brokułów (pokrojona w różyczki)
- 40 g orzechów nerkowca
- 2 czerwone chilli (pokrojone w kostkę)
- Garść świeżej kolendry
- 300 g ryżu basmati (gotowanego)

Wskazówki

a) Rozgrzej piekarnik do 200°C lub 180°C wentylatorem. W dużej misce wymieszaj masło z nerkowców, sos sojowy, syrop klonowy, czosnek i pięć przypraw.

b) Dodaj pokrojone w kostkę kurczaka i różyczki brokułów do miski i dobrze przykryj.

c) Wlej zawartość miski na głęboką patelnię i piecz przez 20 minut.

d) W międzyczasie upiecz orzechy nerkowca. Rozgrzej patelnię na dużym ogniu, dodaj orzechy nerkowca i nie ruszaj nimi, aż zaczną się lekko brązowieć i zrumienić. Wymieszaj i pozwól mu się zrumienić po drugiej stronie.

e) Po ugotowaniu kurczaka z nerkowcami i brokułami wymieszaj orzechy nerkowca i chilli, podziel i umieść w pojemnikach Tupperware z ugotowanym ryżem basmati. Posyp każdą posiekaną kolendrą i wstaw do lodówki. Łatwo!

5. Lasagne w formie chleba

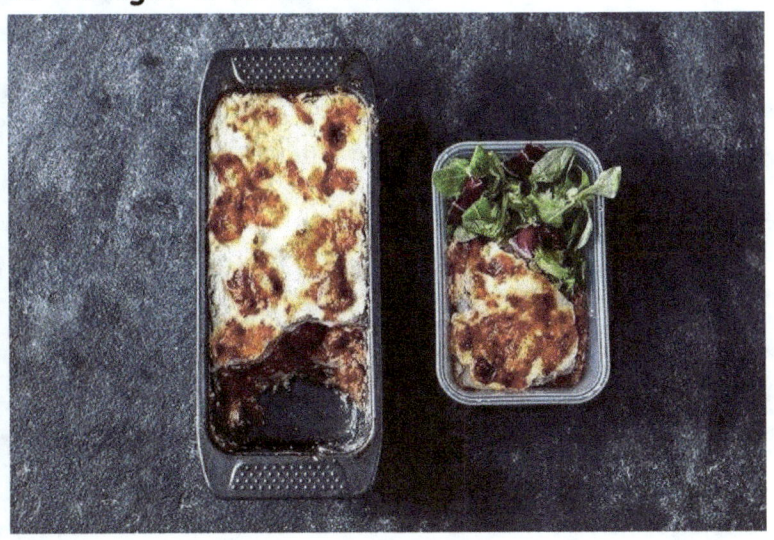

Ilość: 4 porcje

Składniki

- 1 łyżeczka oleju kokosowego
- 1 biała cebula, grubo posiekana
- 2 ząbki czosnku, drobno posiekane
- 1 łyżka suszonego oregano
- 350 g mielonego indyka
- 600 g pokrojonych pomidorów lub przecieru pomidorowego
- 300 g arkuszy lasagne
- 1 cukinia
- 1 łyżeczka soli morskiej i czarnego pieprzu
- 400 g sera krowiego
- 3 białka jajek
- 100 g chudego sera (tartego)

Wskazówki

a) Najpierw przygotuj ragout z indyka. Dodaj olej kokosowy na patelnię na średnim ogniu. Dodaj cebulę i smaż przez 3-4 minuty, następnie dodaj czosnek i smaż przez kolejne 2 minuty (jeśli używasz wersji proszkowych, dodaj je po kolejnym kroku).

b) Następnie dodaj mielonego indyka i pokrój go trochę łopatką, a następnie pozwól mu się zrumienić przez 3-4 minuty, od czasu do czasu mieszając. Dodaj oregano, ½ łyżeczki soli i pieprzu oraz pomidory i gotuj przez 10 minut.

c) W międzyczasie wymieszaj w misce twarożek i białka za pomocą widelca z pozostałą solą i pieprzem. Odłożyć na bok. Rozgrzej piekarnik do 200°C lub 180°C wentylatorem.

d) Teraz przygotuj arkusze cukinii i lasagne. Za pomocą obieraczki do warzyw pokrój cukinię wzdłuż na długie plastry. Umyj arkusze lasagne pod zimną wodą w durszlaku.

e) Gdy ragu z indyka jest gotowe, czas przygotować lasagne. Zacznij od warstwy liści cukinii, aby łatwo usunąć po ugotowaniu. Następnie naprzemiennie wybieraj ragu, sos serowy, płatki lasagne i cukinię. Wykończ warstwę lasagne, następnie sos serowy, po czym posyp twarożkiem.

f) Pieczemy 15 minut z założoną folią, następnie zdejmujemy folię, zwiększamy ogień do 20°C i pieczemy kolejne 20 minut. Po ugotowaniu podziel na cztery pojemniki do przygotowywania posiłków, podawaj z ulubioną sałatką lub warzywami i przechowuj w lodówce do trzech dni.

6. Kurczak Harissa i marokański kuskus

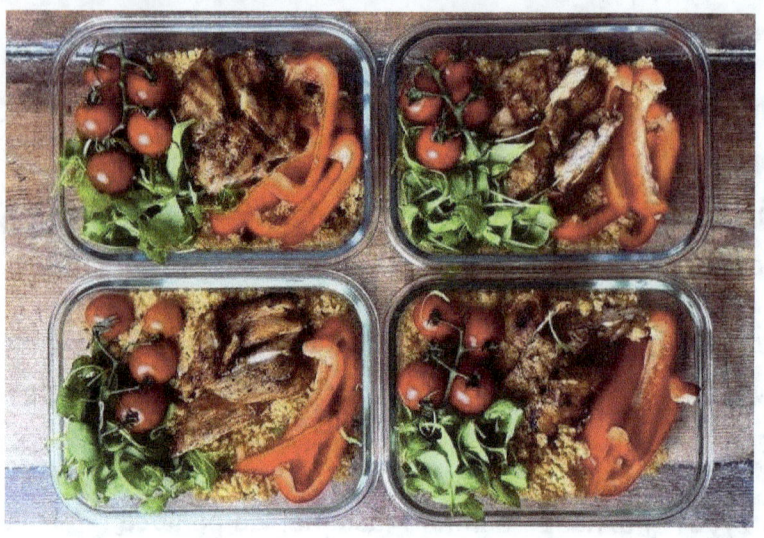

Nosisz 4

Składniki

- 500 g udek z kurczaka bez kości i skóry
- 1 łyżka oliwy z oliwek extra virgin
- 2 łyżki pasty harissa
- ½ cytryny (worek)
- 1 cebula (drobno posiekana)
- 3 ząbki czosnku (rozgniecione)
- 2 łyżki oleju kokosowego
- 1 łyżeczka kminku
- 1 łyżeczka wędzonej papryki
- 350 g kuskusu
- 1 kostka zupy jarzynowej
- 1 litr przegotowanej wody
- 1 pęczek świeżej pietruszki (drobno posiekanej)
- 1 łyżeczka płatków ostrej papryki
- 40 g orzeszków piniowych
- 50 g rodzynek

Wskazówki

a) Najpierw dodaj oliwę z oliwek, pastę z harissy, sól, pieprz i sok z cytryny do ud kurczaka i wmasuj w nie pastę. Po przykryciu odstawić i zamarynować.

b) W międzyczasie posiekaj cebulę i czosnek, a następnie podgrzej łyżkę oleju kokosowego na nieprzywierającej patelni. Dodaj cebulę i smaż przez 5 minut, aż zmięknie.

c) Dodaj czosnek na patelnię i smaż przez 2 minuty przed dodaniem kminku i wędzonej papryki. Przyprawy wymieszać z cebulą i czosnkiem, następnie dodać suchy kuskus.

d) Wymieszaj wywar warzywny i wrzącą wodę, a następnie dodaj na patelnię. Wymieszaj wszystko do połączenia i pozwól kuskusowi wchłonąć płyn.

e) W międzyczasie podgrzej pozostałą łyżkę oleju kokosowego na żeliwnej patelni lub grilluj na dużym ogniu. Dodaj udka z kurczaka harisa i smaż przez 4-5 minut z każdej strony, po czym zdejmij z patelni i odstaw.

f) Gdy kuskus wchłonie bulion warzywny i podwoi jego objętość, przełóż do dużej miski i dodaj rodzynki, orzeszki pinii, pietruszkę, sok z $\frac{1}{2}$ cytryny, sól, pieprz i płatki chili.

g) Dodaj warstwę kuskusu do każdego pojemnika do przygotowywania posiłków i przykryj plasterkami kurczaka harisa.

7. Sałatka makaronowa z kurczakiem bawole

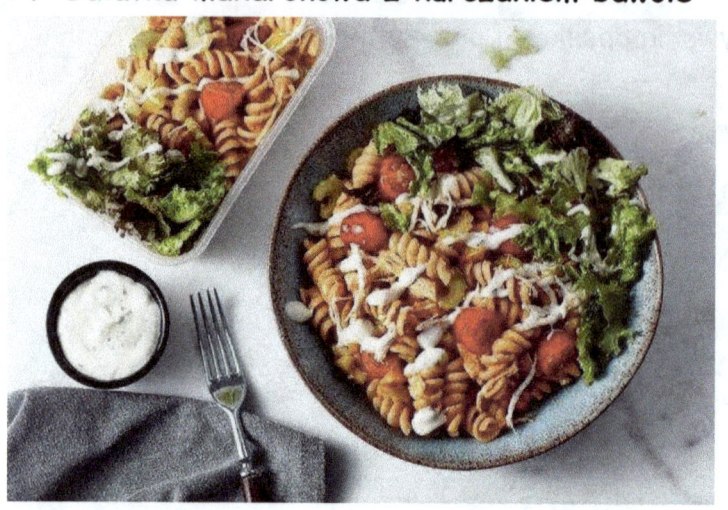

Stwarza: 3 posiłki

Składniki

Na Wielkanoc:

- 160 g ugotowanego makaronu
- 3 gotowane piersi z kurczaka
- 2 łodygi selera
- Garść pomidorków koktajlowych
- 1 żółta papryka
- 2 łyżki sosu ranczo o obniżonej zawartości tłuszczu
- Niektóre duże mieszane liście

Do sosu bawolego:

- 175 ml sosu peri-peri
- $\frac{1}{2}$ łyżeczki proszku czosnkowego
- 4 łyżki chudego masła lub margaryny
- Szczypta soli

Wskazówki

a) Umieść rondel na średnim ogniu i dodaj sos peri-peri oraz proszek czosnkowy. Gotuj przez 2 minuty, następnie dodaj masło i sól i gotuj przez kolejne 5 minut, od czasu do czasu mieszając. Zdejmij go z ognia i pozwól mu ostygnąć przez kilka minut.

b) Pokrój seler, pomidory i paprykę na małe kawałki, a następnie poszatkuj kurczaka dwoma widelcami. Umieść w dużej misce z ugotowanym makaronem.

c) Polej sosem bawole i wrzuć sałatkę makaronową. Podziel na 3 miski i skrop je odrobiną sosu ranczo i podawaj z garścią mieszanej zieleniny lub ulubioną sałatką. Włóż do lodówki do 3 dni i ciesz się ciepłem lub zimnem.

8. Kurczak, bataty i zielenina

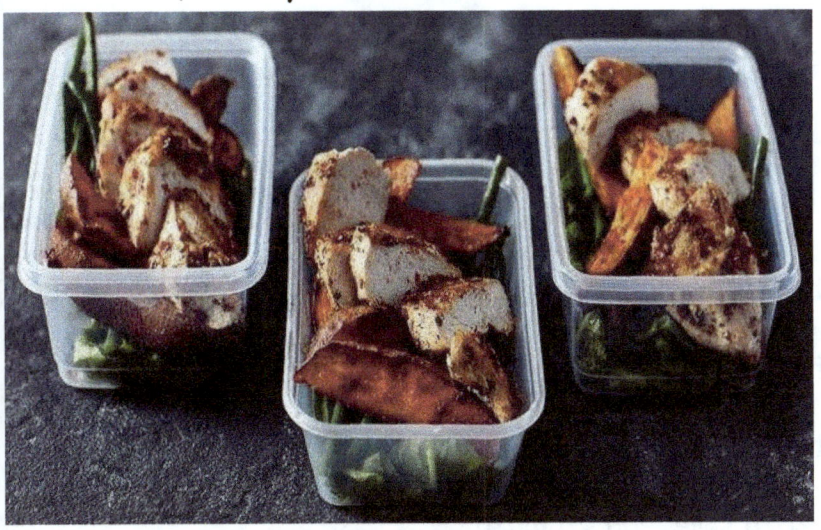

Składniki

- 2 łyżki oleju kokosowego
- 4 x 130 g piersi z kurczaka
- 350 g słodkich ziemniaków
- 1/2 łyżeczki soli morskiej
- 1/2 łyżeczki czarnego pieprzu
- 1/2 łyżeczki papryki
- 1 torebka świeżego szpinaku
- 350 g zielonej fasoli (obciętej)
- Posyp wybranymi przyprawami

Wskazówki

a) Rozgrzej piekarnik do 180°C.

b) Najpierw zacznij od pokrojenia batatów i umieszczenia ich na blasze do pieczenia. Dopraw solą, pieprzem i papryką, a następnie piecz przez 25 minut.

c) Zagotuj czajnik i włóż pokrojoną fasolkę szparagową do miski. Fasolę szpachlową zalać wrzątkiem ze szczyptą soli i podgrzać przez 1-2 minuty (nie gotować do końca, aby zachować wartości odżywcze).

d) Połóż piersi z kurczaka na patelni lub dużej patelni z nieprzywierającą powierzchnią na średnim ogniu i smaż, aż się zrumienią z jednej strony, a następnie odwróć kurczaka i dopraw każdą pierś wybranymi przyprawami.

e) Gdy kurczak będzie dobrze ugotowany, połóż go na talerzu, aby odpocząć i ostygnąć.

f) Odcedź zieloną fasolkę z osolonej wody.

g) Gdy wszystkie składniki ostygną, złóż pudełka na posiłki. Do każdego pudełka dodaj 2 garście szpinaku, łyżkę plastrów, zieloną fasolkę i pierś z kurczaka.

h) Przechowuj w hermetycznym pojemniku w lodówce, a następnie w kuchence mikrofalowej przez 3-4 minuty lub do czasu, aż będzie gorąca.

9. Azjatycki kurczak z masłem orzechowym i sezamem

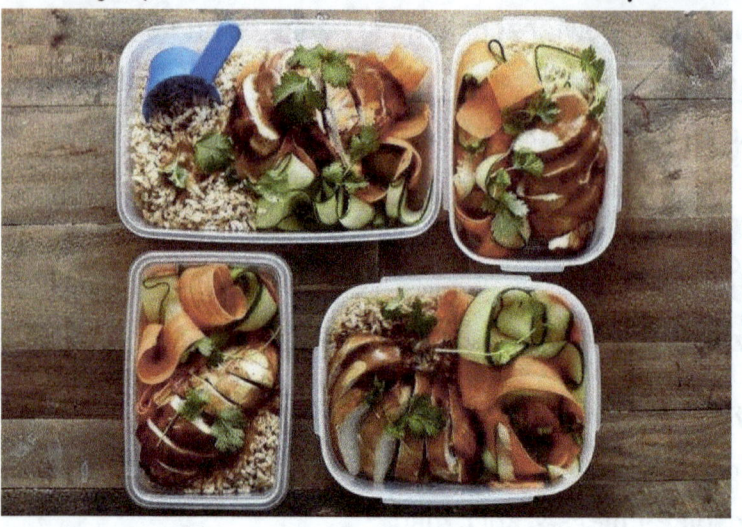

Składniki

Na kurczaka:

- 5 łyżek masła orzechowego
- 50 ml soku pomarańczowego
- 3 łyżki syropu bez cukru (smak klonowy)
- 3 łyżki sosu sojowego
- 1 kciuk imbiru (tarty)
- 3 piersi z kurczaka
- Na sałatkę:

- 2 ogórki (spiralne lub cienko pokrojone)
- 2 marchewki (spiralne lub cienko pokrojone)

Sos do sałatki:

- 2 łyżki syropu bez cukru (smak klonowy) lub syropu klonowego
- 4 łyżki sosu sojowego
- 2 łyżki oleju sezamowego

Podaje się go z:

- 30g (sucha masa) brązowego/basmati ryżu na posiłek

Wskazówki

a) Rozgrzej piekarnik do 200°C lub 180°C wentylatorem.

b) Wymieszaj masło orzechowe, 100 ml gorącej wody i sok pomarańczowy do uzyskania gładkiej konsystencji, następnie dodaj syrop, sos sojowy i imbir. Odłożyć na bok.

c) Dopraw i obsmaż piersi z kurczaka na dużym ogniu za pomocą patelni nieprzywierającej przez 3 minuty z każdej strony, następnie przełóż do naczynia żaroodpornego i dobrze posmaruj kurczaka sosem z masła orzechowego.

d) Piecz przez 20 minut.

e) W tym czasie przygotuj sos sałatkowy, mieszając syrop, olej sojowy, olej sezamowy i nasiona, a następnie połącz ze spiralnymi ogórkami i marchewką.

f) Po ugotowaniu kurczaka umieść w foremkach do przygotowywania posiłków i podawaj z sałatką i brązowym ryżem. Trzy dni przygotowania obiadu załatwione.

10. Grillowany kurczak i ryż

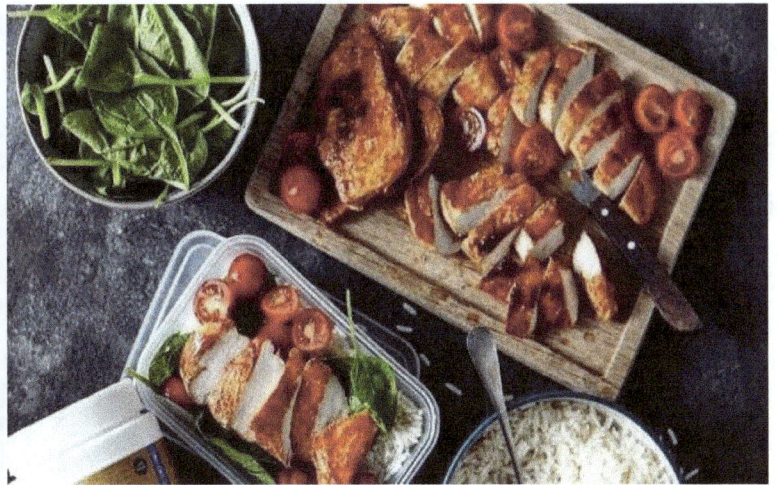

Składniki

- 1 łyżka oleju kokosowego
- 450 g ugotowanego białego ryżu
- 600 g piersi z kurczaka
- 6 garści szpinaku
- 75 g kukurydzy
- 3 łyżki sosu barbecue
- 1 łyżeczka słodkiej papryki
- 9 pomidorków koktajlowych

Wskazówki

a) Każdą surową pierś z kurczaka przeciąć poziomo na pół.

b) Natrzyj kurczaka sosem barbecue, papryką, solą i pieprzem.

c) Dodaj olej kokosowy na rozgrzaną patelnię lub grilluj i obsmaż kurczaka na średnim ogniu przez około 4 minuty z każdej strony. Odwróć go i gdy będzie dobrze ugotowany, połóż go na talerzu, aby ostygł.

d) Dodaj 2 garście szpinaku do dna plastikowych pojemników Tupperware.

e) Ryż ugotuj zgodnie z instrukcją na opakowaniu i ostudź. Napełnij wanny z jednej strony.

f) Ułóż kukurydzę na ryżu i dodaj pokrojone pomidory.

g) Zakończ przygotowanie dodając zimnego kurczaka i wstaw do lodówki.

11. Burgery z indykiem z chili i cytryną na niskim poziomie

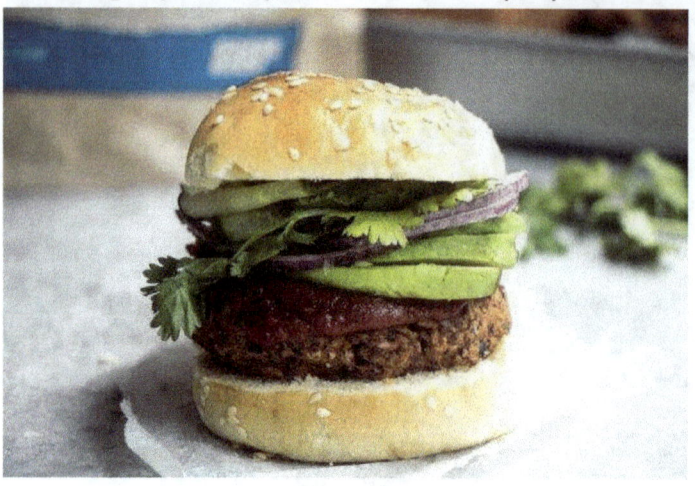

Składniki

- 1 łyżeczka oleju kokosowego
- 50 g płatków owsianych
- 40 g mielonego mięsa z indyka (2-7% tłuszczu mielonego)
- 1/2 łyżeczki soli morskiej i czarnego pieprzu
- 1/2 czerwonej papryczki chili
- 1 łyżeczka pasty czosnkowej
- 1/2 małej czerwonej cebuli
- 1/2 limonki (sok i skórka)

Wskazówki

a) Najpierw rozgrzej piekarnik do 180°C. Dodaj płatki owsiane do robota kuchennego i miksuj, aż będą gładkie.

b) Dodać cebulę, chilli, czosnek i sok oraz skórkę z limonki i rozdrabniać na grubo posiekane. Następnie dodaj kotleta do burgera, sól i pieprz oraz strączkowe, aby połączyć.

c) Uformuj rękoma 5 hamburgerów i ułóż na blasze wyłożonej do pieczenia.

d) Piecz przez 15-20 minut.

e) Podawać z wybranymi warzywami.

12. Malezyjski Satay z Kurczaka

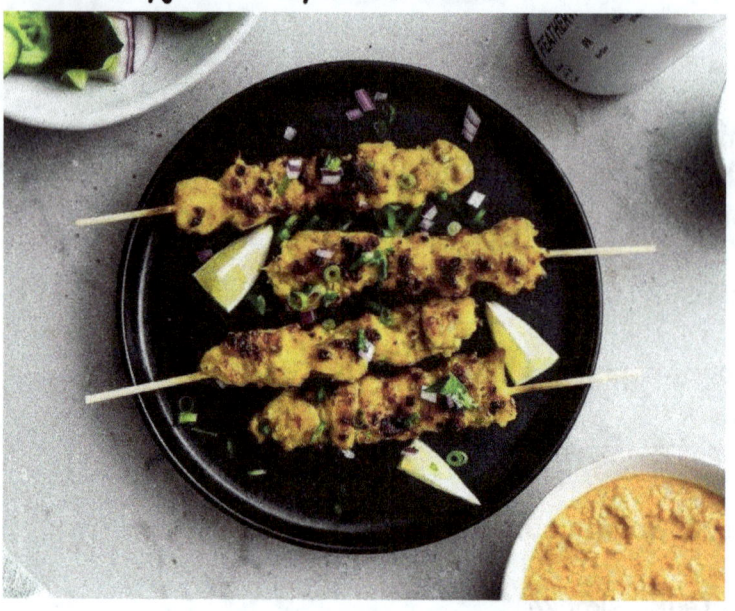

Sprawia: 4 posiłki

Składniki

- 2 łyżki sezamu, orzeszków ziemnych lub oliwy z oliwek
- 2 łodygi trawy cytrynowej
- 1 biała cebula
- 2 ząbki czosnku
- 1 kciuk imbiru
- 2 czerwone ostre papryczki
- 1 łyżeczka kurkumy
- 1 łyżeczka kminku
- 8 łyżek masła orzechowego w proszku lub 4-6 łyżek zwykłego masła orzechowego
- 3 piersi z kurczaka (pokrojone w kostkę)
- 300 g brązowego ryżu (gotowanego)
- 1 czerwona cebula (posiekana)
- 1 ogórek (posiekany)

Wskazówki

a) Najpierw umieść w blenderze olej sezamowy, trawę cytrynową, cebulę, czosnek, imbir, chilli, kurkumę i kminek. Miksuj, aż uzyskasz gładką pastę.

b) Następnie w osobnej misce wymieszaj 8 łyżek masła orzechowego w proszku z 8 łyżkami wody, aż będzie wyglądać jak masło orzechowe. Dodaj trochę proszku lub wody, aby uzyskać pożądaną konsystencję.

c) Połącz połowę pasty przyprawowej z masłem orzechowym, aby zrobić sos z orzeszków ziemnych i polej pozostałą pastą przyprawową pokrojonego w kostkę kurczaka. Ułóż kurczaka na 6 małych szpikulcach (szaszłyki moczyć w wodzie przez co najmniej godzinę, aby drewno się nie paliło). Pozwól kurczakowi marynować przez kilka godzin, jeśli masz czas.

d) Grilluj szaszłyki z kurczaka na średnim lub dużym ogniu przez 8-10 minut lub do momentu, gdy będą ugotowane. Po ugotowaniu wyjąć z patelni i odstawić.

e) Dodaj sos orzechowy do tej samej patelni i zagotuj, od czasu do czasu mieszając, aż się podgrzeje. Usuń z ognia.

f) Przygotuj trzy pudełka Tupperware z gotowanym ryżem, posiekanym ogórkiem i posiekaną czerwoną cebulą. Do każdego pudełka dodaj dwa szaszłyki z kurczaka. Podziel sos orzechowy na trzy mniejsze pojemniki Tupperware lub polej sosem bezpośrednio na kurczaka.

g) W lodówce do 3 dni. Kuchenka mikrofalowa na wysokich obrotach przez 3 minuty lub aż będzie gorąca. I to wszystko – 3-dniowe posiłki, które ożywią Twoje biurowe lunche!

13. Kurczak tikka masala

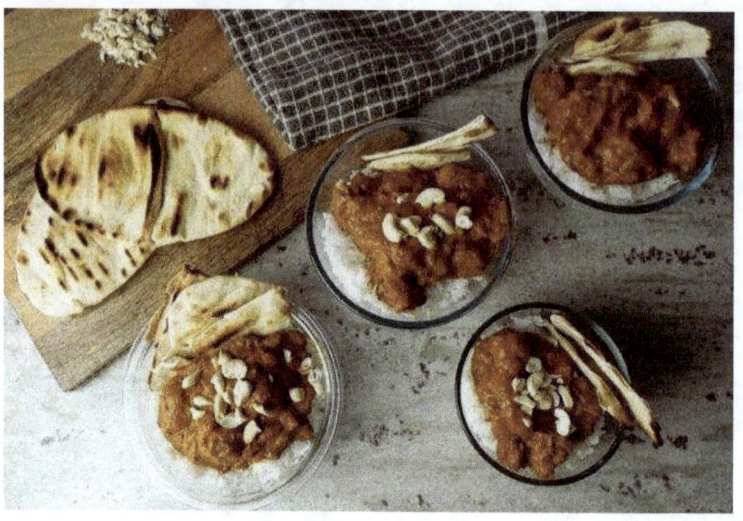

Nosisz 4

Składniki

- 1 łyżka 100% oleju kokosowego.
- 500 g piersi z kurczaka (pokrojonej w kostkę)
- 1 biała cebula (drobno posiekana)
- 4 ząbki czosnku (posiekane lub zmiażdżone)
- 1 łyżka imbiru (startego)
- 2 łyżki przecieru pomidorowego
- 1 łyżeczka kurkumy
- 1 łyżeczka garam masala
- ½ łyżeczki chili w proszku
- 1 puszka pokrojonych pomidorów (mieszanka)
- 1 szklanka gotowanej zupy z kurczaka
- 3 łyżki pełnotłustego jogurtu greckiego

Podaje się go z:

- 50g ryżu basmati na porcję (sucha masa)
- 2 płaskie pieczywo (pokrojone w paski)
- 20 g posiekanych orzechów nerkowca

Wskazówki

a) Najpierw rozgrzej olej kokosowy na patelni na średnim ogniu i dodaj pierś z kurczaka oraz cebulę. Dopraw solą i pieprzem, a następnie smaż, aż kurczak nie będzie już różowy na zewnątrz.

b) Zmniejsz ogień i dodaj czosnek, imbir, koncentrat pomidorowy, kurkumę, garam masala i chili wraz z odrobiną wody i dobrze mieszaj przez 1-2 minuty, aby uwolniły się zapachy z przypraw.

c) Następnie dodaj zmiksowane pomidory i wywar z kurczaka, zagotuj patelnię i gotuj przez 10 minut, od czasu do czasu mieszając.

d) Gdy sos zmniejszy się o połowę, zdejmij ogień i dodaj grecki jogurt. Jeśli chcesz, aby był super kremowy, możesz dodać więcej greckiego jogurtu lub odwrotnie.

e) Podawać z ryżem basmati, kromkami chleba i posiekanymi orzechami nerkowca.

14. Przygotowanie jednogarnkowego posiłku z kurczaka i ryżu

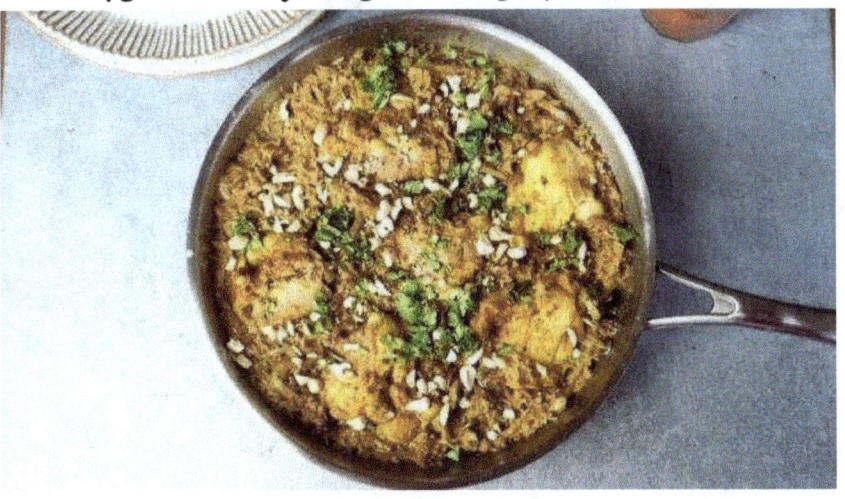

Składniki

Na kurczaka:

- 5-6 ud kurczaka bez skóry
- 2 łyżki jogurtu
- 1 łyżeczka imbiru
- 1 łyżeczka kurkumy
- ½ łyżeczki chili w proszku
- ¼ łyżeczki soli

Do doniczki:

- 1 łyżka oleju kokosowego
- 1 cebula (cienko pokrojona)
- 2-3 ząbki czosnku (starte)
- 1 łyżeczka imbiru (startego)
- ½ łyżeczki chili w proszku
- 250 g ryżu basmati (namoczonego i odsączonego)
- 1 puszka gorącego mleka kokosowego
- ½ dużej szklanki przegotowanej wody

Służyć:

- Posiekane orzechy nerkowca
- Kolendra

Wskazówki

a) Dodaj udka z kurczaka, jogurt, imbir, kurkumę, chili w proszku i sól do miski i dobrze wymieszaj, aż kurczak zostanie całkowicie pokryty. Odstawić i pozostawić do marynowania na co najmniej 15 minut, najlepiej na noc.

b) Rozgrzej olej kokosowy na dużej głębokiej patelni lub zapiekance na średnim ogniu i dodaj udka z kurczaka.

c) Gotuj przez 5 minut przed odwróceniem i gotuj przez kolejne 5-10 minut, aż kurczak się ugotuje. Zdjąć z patelni i odstawić.

d) Dodaj cebulę na patelnię z odrobiną wody i smaż przez 5 minut. Następnie dodaj czosnek, imbir, chili w proszku i jeszcze odrobinę wody. Cały czas mieszaj, aż cebula pokryje się przyprawami i smaż przez 2 minuty.

e) Wymieszaj ryż basmati z cebulą i przyprawami, następnie dodaj mleko kokosowe i 1/2 szklanki wrzącej wody. Dobrze wymieszaj, zagotuj, a następnie ułóż udka z kurczaka na patelnię na ryżu.

f) Przykryj pokrywką i gotuj przez 15-20 minut, aż ryż się ugotuje.

g) Przed podaniem udekoruj posiekanymi orzechami nerkowca i kolendrą.

15. Grillowany Kurczak Mac N Ser

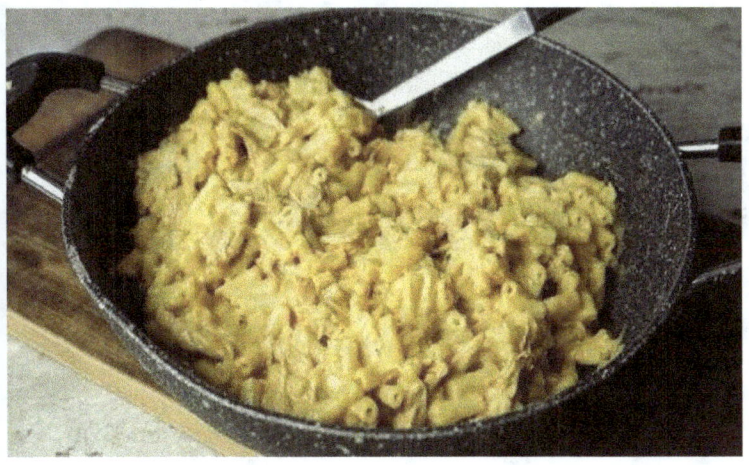

Nosisz 4

Składniki

Do grillowanego kurczaka:

- 4 łyżki sosu bez cukru (grill)
- 1 łyżeczka papryki
- 1 łyżeczka granulek czosnku
- Sól
- Pieprz
- 300 g piersi z kurczaka

Do makaronu i sera:

- 3 łyżki masła
- 3 łyżki mąki pszennej
- 1 ząbek czosnku (zmiażdżony)
- 1 łyżka papryki
- 1 litr mleka półtłustego
- 150g niskotłuszczowego sera cheddar (tartego)
- 250 g makaronu makaronowego
- Płatki chilli do przyprawiania

Wskazówki

a) Rozgrzej piekarnik do 180°C/350°F i zagotuj wodę w dużym rondlu.

b) Następnie w małej miseczce wymieszaj sos BBQ bez cukru, paprykę, ząbki czosnku, sól i pieprz.

c) Zrób głębokie nacięcia z boku każdej piersi z kurczaka i przełóż na wyłożoną folią blachę do pieczenia. Następnie wylej mieszankę sosu BBQ na piersi kurczaka.

d) Sosem natrzeć piersi z kurczaka tak, aby były całkowicie pokryte, następnie zapakować piersi z kurczaka w folię i piec przez 25 minut.

e) Po ugotowaniu wyjmij kurczaka z folii – zostawiając soki do grillowania – a następnie rozdrobnij kurczaka za pomocą dwóch widelców.

f) Dodaj soki BBQ i posiekanego kurczaka na patelnię na średnim ogniu na 3-4 minuty, a następnie odstaw. Jeśli chcesz, możesz dodać więcej sosu BBQ bez cukru.

g) Ugotuj makaron makaronowy.

h) W międzyczasie rozpuść masło w głębokiej patelni. Dodaj czosnek i paprykę i smaż przez 2 minuty.

i) Dodaj mąkę, dobrze mieszając, a następnie stopniowo dodawaj mleko.

j) Następnie dodaj niskotłuszczowy cheddar, mieszając, aż rozpuści się w białym sosie, a następnie dodaj posiekanego grillowanego kurczaka i ugotowany makaron makaronowy. Dobrze wymieszaj, aby upewnić się, że wszystko jest połączone.

k) Podawaj z dodatkiem płatków chili lub czarnego pieprzu, aby uzyskać odrobinę kopa i ciesz się!

16. Kurczak Curry z Masłem Orzechowym

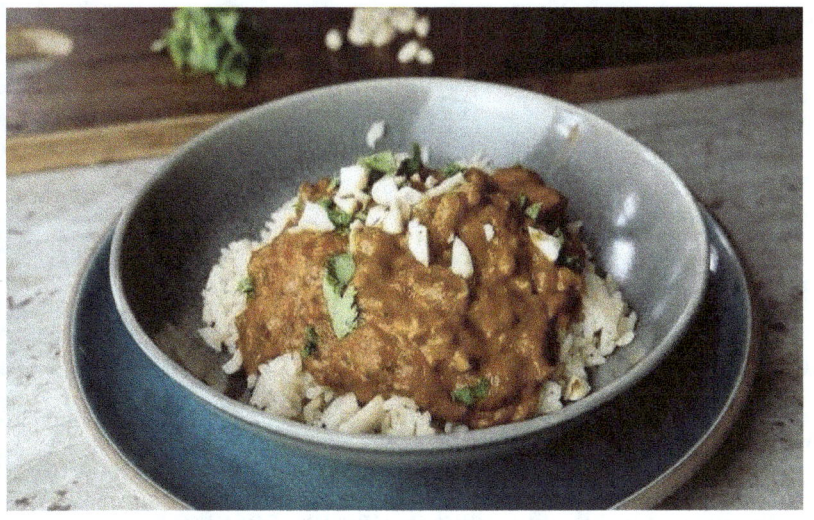

Nosisz 4

Składniki

- 1 łyżka 100% oleju kokosowego.
- 400 g piersi z kurczaka (kostki)
- 1 cebula (w plasterkach)
- 2 ząbki czosnku (drobno posiekane)
- 1 kawałek imbiru wielkości kciuka (drobno posiekany)
- 1 czerwone chili (posiekane i drobno posiekane)
- 5 łyżek curry w proszku
- 1 puszka posiekanych pomidorów
- 1 garść świeżej kolendry (posiekana)
- 400 ml jasnego mleka kokosowego
- 100 g naturalnego masła orzechowego (chrupiące)

Służyć:

- ryż basmati (ok. 75 g na osobę)
- Siekane fistaszki
- Kolendra

Wskazówki

a) Najpierw rozgrzej olej kokosowy na dużej patelni i dodaj kurczaka. Lekko doprawić i smażyć, aż będą ugotowane i złociste na zewnątrz, a następnie odstawić.

b) Teraz dodaj cebulę i smaż do miękkości. Dodaj zmielony czosnek, imbir i chilli i smaż przez kolejne 1-2 minuty przed dodaniem curry i dużą ilością wody. Doprowadzić do wrzenia, dobrze wymieszać i gotować przez 5 minut.

c) Teraz dodaj pokrojone pomidory i kolendrę, dobrze wymieszaj i gotuj przez kolejne 10 minut, od czasu do czasu mieszając.

d) Stopniowo dodawać do sosu jasne mleko kokosowe, a następnie dodawać chrupiące masło orzechowe. Wszystko bardzo dobrze wymieszaj i gotuj na małym ogniu, aż curry osiągnie pożądaną konsystencję.

e) Podawaj z ryżem basmati, odrobiną kolendry i posiekanymi orzeszkami ziemnymi, a następnie delektuj się!

17. Zapiekany Makaron Fajita

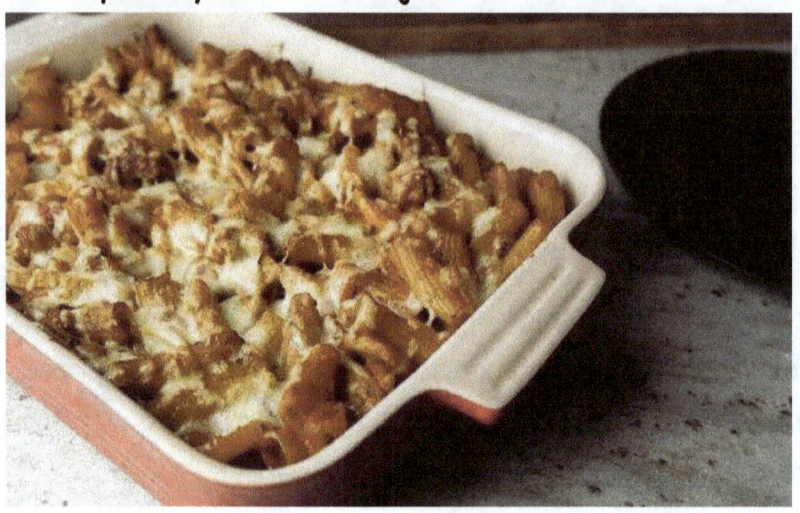

Bramy 5

Składniki

- 1 łyżka oleju kokosowego
- 350 g udka kurczaka (kostki)
- 1 cebula (drobno posiekana)
- 2 papryki (drobno posiekane)
- ½ paczki przypraw do fajita
- 350 g rigatoni
- 100 g salsy salsa
- 100 g jasnego serka śmietankowego
- Mały pęczek kolendry (usunięte łodyżki, drobno posiekane)
- 50 g jasnego sera cheddar
- 30 g jasnej mozzarelli

Wskazówki

a) Najpierw rozgrzej piekarnik do 180°C/360°C.

b) Rozgrzej olej kokosowy na dużej patelni i dodaj udka z kurczaka. Dopraw solą i pieprzem i smaż przez 6-7 minut, obracając raz lub dwa razy, aż zaczną się zarumieniać na zewnątrz. Zdjąć z patelni i odstawić.

c) Wrzuć makaron, aby był gotowy do dodania na patelnię za dziesięć minut.

d) Teraz dodaj cebulę i paprykę na patelnię i smaż do miękkości, regularnie mieszając. Dodaj przyprawę fajita i ugotowanego kurczaka z powrotem, dobrze wymieszaj i smaż przez 5 minut.

e) Następnie dodaj ugotowany makaron (upewnij się, że najpierw odcedziłeś), salsę i serek i dobrze wymieszaj, aby wszystko było równomiernie połączone.

f) Na koniec dodaj posiekaną kolendrę i dobrze wymieszaj przed przełożeniem na dużą blachę do pieczenia.

g) Przykryj serem i piecz przez 10-15 minut, aż zacznie być chrupiąca.

h) Udekoruj posiekaną szczypiorkiem i kolendrą, a następnie wrzuć!

18. Kremowy kurczak z cytryną i tymiankiem

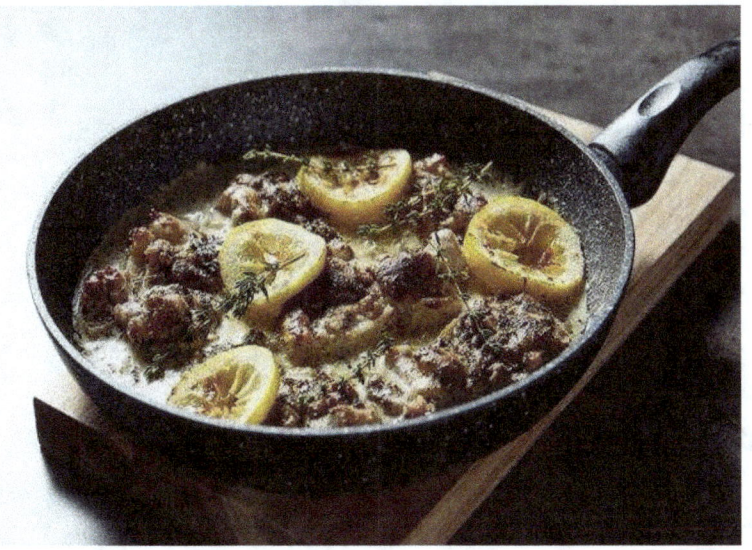

Bramy 6

Składniki

- 2 łyżeczki świeżego tymianku
- 2 łyżeczki mieszanych ziół
- Sól i pieprz do smaku
- 6 udek z kurczaka bez kości i skóry
- 1 łyżka oleju
- 1 cebula (posiekana)
- 2 ząbki czosnku (posiekane)
- Sok z 1 cytryny
- 100 ml rosołu
- 200 ml kremu tatarskiego
- Plastry cytryny
- Świeży tymianek

Propozycje serwowania:

- Quinoa (około 50g w porcji)
- Brokuły z delikatną łodygą

Wskazówki

a) Najpierw przygotuj przyprawę, mieszając w małej misce świeży tymianek, mieszankę ziół, sól i pieprz. Obficie posyp udka kurczaka, upewniając się, że pokrywa się równomiernie, a pozostałą przyprawę odłóż na bok do późniejszego użycia.

b) Następnie dodaj olej na dużą patelnię na średnim ogniu. Gdy będą gorące, dodaj udka z kurczaka i gotuj przez kilka minut z każdej strony. Powinny być chrupiące i zarumienione na zewnątrz, a wewnątrz w pełni ugotowane (bez różowych kawałków). Wyjmij kurczaka z patelni i odstaw na bok.

c) Na tej samej patelni, na której ugotowałeś kurczaka, dodaj cebulę i czosnek i gotuj przez kilka minut, aż zmiękną. Następnie dodaj sok z cytryny, bulion drobiowy i pozostałą mieszankę przypraw, dobrze wymieszaj i pozwól bąbelkom na kilka minut.

d) Dodaj crème fraîche, wymieszaj i gotuj przez kolejne 2-3 minuty, aby zgęstniały. Następnie dodaj udka z kurczaka z powrotem na patelnię i pozwól im się podgrzać przez kilka minut.

e) Zdejmij z ognia i udekoruj plasterkami świeżej cytryny i odrobiną tymianku. Podawaj z komosą ryżową i ciesz się od razu lub porcją do przygotowania posiłku na tydzień. Pyszne.

19. Paella z kurczakiem i chorizo

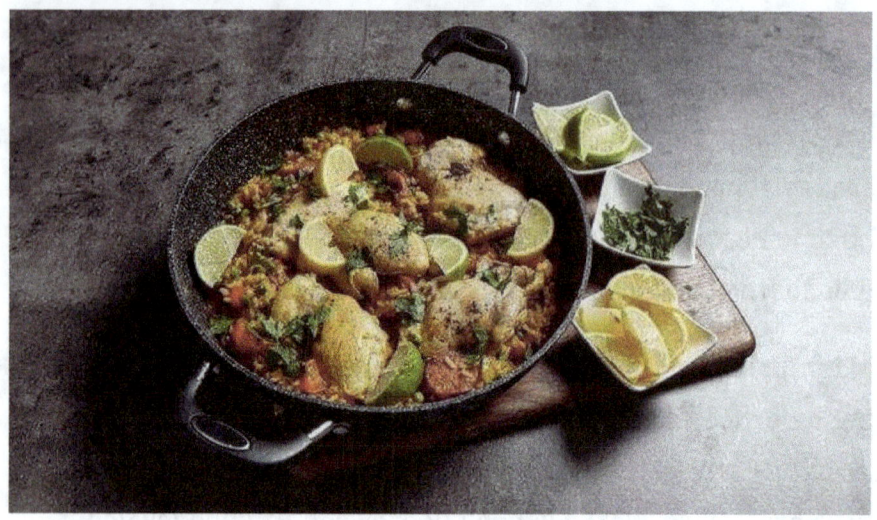

Bramy 5

Składniki

- 100 g chorizo
- 500 g udek z kurczaka bez skóry
- Sól i pieprz do smaku
- 1 cebula (posiekana)
- 1 łyżeczka kurkumy
- 1 łyżeczka papryki
- 2 ząbki czosnku (posiekane)
- 1 czerwona papryka (w plasterkach)
- 225 g ryżu do paelli
- 400 ml rosołu
- 4 pomidory (posiekane)
- 100 g groszku

Dekorować:

- Paski cytryny i limonki
- Świeża pietruszka

Wskazówki

a) Najpierw dodaj kawałki chorizo na dużą patelnię z powłoką zapobiegającą przywieraniu i smaż przez kilka minut, aż boki zaczną się brązowieć, a oleje wypłyną. Następnie wyjąć i odstawić na później.

b) Dodaj udka z kurczaka na patelnię i smaż w naturalnych olejach z chorizo. Dopraw solą i pieprzem i smaż, aż się zrumienią z każdej strony i nie będzie różu. Zdejmij z patelni i również odstaw na bok.

c) Następnie dodaj posiekaną cebulę i smaż przez kilka minut do miękkości. Następnie dodaj kurkumę, paprykę, czosnek i czerwoną paprykę, dobrze mieszając, aby wszystko pokryło się przyprawami.

d) Po kilku minutach dodaj ryż do paelli i wymieszaj. Następnie wlej bulion z kurczaka i posiekane pomidory i wszystko wymieszaj na gładką masę.

e) Dodaj kawałki chorizo z powrotem na patelnię i wymieszaj, a następnie dodaj udka z kurczaka. Przykryj patelnię pokrywką i gotuj przez 15 minut, aby ryż się ugotował i wchłonął płyn.

f) Na koniec dodaj groszek, wymieszaj i pozwól mu się podgrzać przez kilka minut przed wyłączeniem ognia.

Podawaj z dużą ilością kawałków cytryny i limonki oraz udekorowaną świeżą natką pietruszki.

20. Łatwe przygotowywanie posiłków z białkami

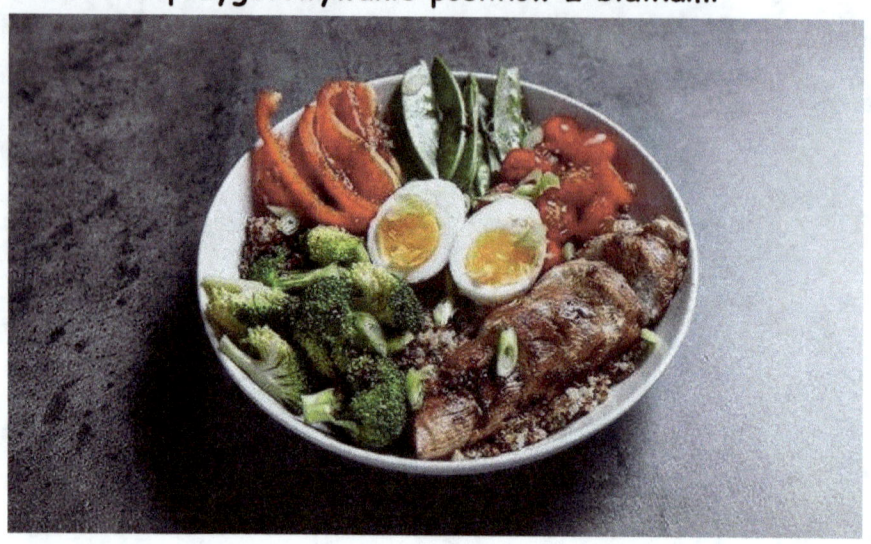

Porcja 1

Składniki

- 2 łyżki sosu sojowego
- 1 łyżka miodu
- 1 łyżeczka czarnego pieprzu
- 1 łyżka czosnku (mielonego)
- 1 pierś z kurczaka
- 75g komosy ryżowej
- 200 ml wody
- 1 jajko
- 50 g brokułów
- 50 g mangetout
- ½ czerwonej papryki (w plasterkach)
- 4 pomidorki koktajlowe (połowa)
- Dymka (posiekana)

Wskazówki

a) Najpierw wymieszaj sos sojowy, miód, czarny pieprz i czosnek, aby zrobić marynatę. Piersi z kurczaka polać 3/4 marynaty, przykryć i zamarynować w lodówce przez 30 minut (możesz to zrobić poprzedniego wieczoru). Pozostałą marynatę odłóż na bok do późniejszego podania.

b) Następnie dodaj do rondla komosę ryżową i 200 ml wody, przykryj pokrywką i zagotuj. Po ugotowaniu przełóż sitko na patelnię i umieść jajko na środku na wierzchu komosy ryżowej. Przykryj ponownie i pozwól mu parować przez 10 minut.

c) W międzyczasie na osobnej patelni podgrzej odrobinę oleju lub niskokaloryczny spray do gotowania, a następnie dodaj marynowaną pierś z kurczaka. Gotuj przez około 5-7 minut z każdej strony, aż się zrumienią i całkowicie ugotują, bez różowych kawałków w środku.

d) Dodaj brokuły i wysypkę na sito nad komosą ryżową, przykryj i gotuj na parze przez kolejne 5 minut. Następnie ostrożnie zdejmij sito i roztrzep quinoa widelcem.

e) Zbuduj swoją miskę białkową. Przygotuj bazę z komosy ryżowej, a następnie dodaj ugotowane brokuły i rynnę wraz z pokrojoną czerwoną papryką i pomidorkami koktajlowymi. Dodaj pokrojoną pierś z kurczaka i jajko ugotowane na twardo (najpierw usuń skorupkę!), a następnie dodaj pozostałą marynatę i udekoruj posiekaną dymką.

21. Smażony stek z tuńczyka i ćwiartki ze słodkich ziemniaków

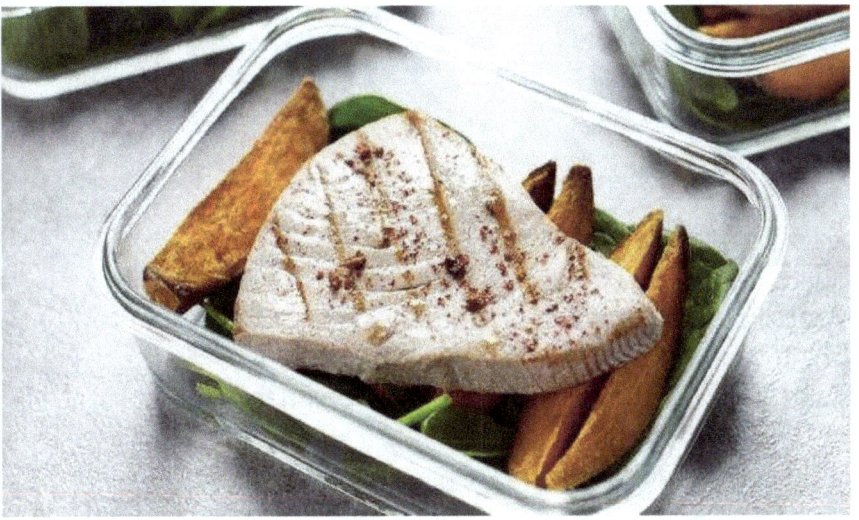

Zrób 4

Składniki

Na steki z tuńczyka:

- 4 x 150 g steków z tuńczyka
- 1 łyżeczka gruboziarnistej soli morskiej
- 1 łyżka 100% oleju kokosowego (roztopionego)
- 2 łyżki różowego pieprzu
- Dla słodkich ziemniaków:
- 4 duże słodkie ziemniaki
- 1 łyżka mąki pszennej
- 1/2 łyżeczki soli
- 1/2 łyżeczki pieprzu
- 1/2 łyżki 100% oleju kokosowego (roztopionego)

Wskazówki

a) Najpierw rozgrzej piekarnik do 200°C.

b) Następnie przygotuj słodkie ziemniaki. Obierz każdy ziemniak i nakłuj go widelcem. Umieść na talerzu do kuchenki mikrofalowej i gotuj przez 4-5 minut, a następnie wyjmij z kuchenki mikrofalowej i ostudź przez minutę lub dwie.

c) Po ostygnięciu pokrój słodkie ziemniaki w plasterki. Plastry posyp mąką, solą, pieprzem i roztopionym olejem kokosowym i wymieszaj (będzie super chrupiące). Ułóż je na blasze do pieczenia i piecz w 200°C przez 15-20 minut.

d) Kiedy frytki są prawie gotowe, czas ugotować steki z tuńczyka. Posmaruj każdy stek roztopionym olejem kokosowym z obu stron, a następnie posyp solą i umieść na dużej patelni lub grillu, który już od minuty był na ogniu.

e) Smażyć steki z tuńczyka przez 1-2 minuty z każdej strony, jeśli wolisz smażonego tuńczyka lub 3-4 minuty z każdej strony, jeśli wolisz gotować.

f) Przygotuj pudełka do przygotowywania posiłków z sałatą lub liśćmi szpinaku, następnie podziel łódeczki ze słodkich ziemniaków i na koniec dodaj stek z tuńczyka. Stek posyp pokruszonym różowym pieprzem i podawaj z ćwiartką cytryny.

g) Przechowywać w hermetycznych pojemnikach w lodówce do 3 dni. Gdy jest gotowy do spożycia, zdejmij pokrywkę i delikatnie umieść ją z powrotem na wierzchu, pozostawiając trochę miejsca. Kuchenka mikrofalowa na wysokich obrotach przez 3 ½ minuty lub aż będzie gorąca. Odstawić na 1 minutę przed jedzeniem.

22. Szybkie pikantne warzywa Cajun z łososiem i czosnkiem

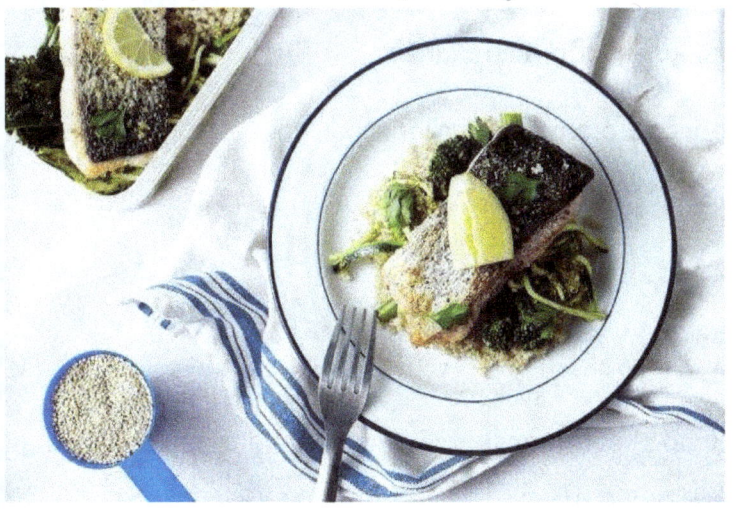

Składniki

- 3 ząbki czosnku (grubo posiekane)
- 1 cytryna (bardzo cienko pokrojona)
- 3 filety z dzikiego łososia
- 1,5 łyżki przyprawy cajun
- 1 łyżka oliwy z oliwek
- 1 łyżeczka grubej soli morskiej i czarnego pieprzu
- 180 g (sucha masa) kuskus
- 10-12 kruchych łodyg brokułów
- 2 dynie

Wskazówki

a) Rozgrzej piekarnik do 160°C. Odetnij suche końce miękkiej łodygi brokuła (około 1 cm) i zwinąć cukinię w spiralę.

b) Brokuły włożyć do głębokiego naczynia do pieczenia, posypać cukinią, czosnkiem i cytryną i doprawić solą morską i czarnym pieprzem. Skrop niewielką ilością oliwy z oliwek.

c) Posmaruj filety łososia ze wszystkich stron pozostałą oliwą z oliwek i przyprawą Cajun, a następnie połóż je na wierzchu warzyw, skórą do góry. Piecz przez 25 minut, następnie zwiększ temperaturę do 180°C i piecz przez kolejne 5 minut, aż skórka zacznie rosnąć.

d) Kuskus ugotuj zgodnie ze wskazówkami na opakowaniu, a następnie podziel na 3 pojemniki Tupperware. Łososia, warzywa i kilka kawałków cytryny podzielić między miski i pozostawić do wystygnięcia. Przykryj i wstaw do lodówki do 3 dni.

e) Gotowe do spożycia podgrzewaj w mikrofalówce przez 3 minuty lub do gorącej.

23. Sałatka makaronowa z tuńczykiem

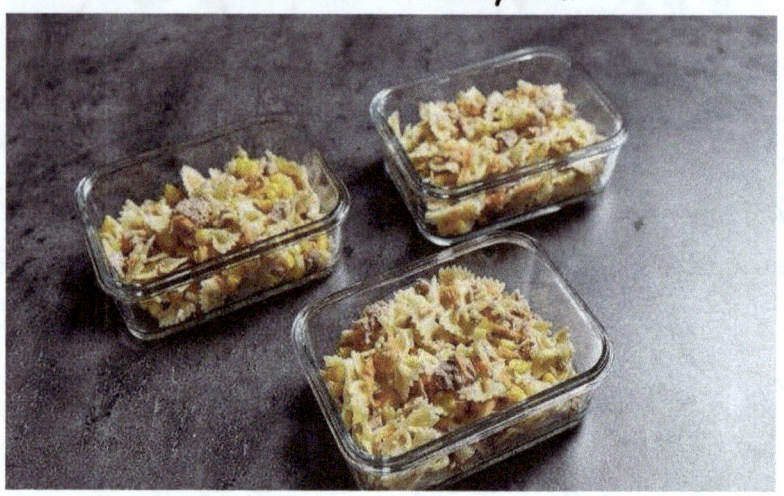

Porcje 3

Składniki

- 200 g ugotowanego makaronu
- 2 puszki tuńczyka
- 1 puszka kukurydzy (100 g)
- 2 marchewki (rozdrobnione)
- 1 żółta papryka (pokrojona w kostkę)

Jako sos:

- 4 łyżki oliwy z oliwek
- 1 cytryna (sok i skórka)
- $\frac{1}{2}$ łyżeczki proszku czosnkowego
- Sól i pieprz do smaku

Wskazówki

a) Najpierw przygotuj dressing, dodając do małej miski olej, sok i skórkę z cytryny, sproszkowany czosnek, sól i pieprz i dobrze wymieszaj.

b) Następnie wrzuć ugotowany makaron do dużej miski, a następnie dodaj posiekaną marchewkę, kukurydzę, pokrojoną w kostkę paprykę i odsączonego tuńczyka. Na wierzchu polej dressing, a następnie dużą łyżką wszystko dokładnie wymieszaj, aby wszystko było równomiernie rozłożone.

c) Porcjować do 3 pojemników do przygotowywania posiłków i przechowywać w lodówce przez kilka następnych dni. Obiad posortowany.

24. Łosoś Poke Miska

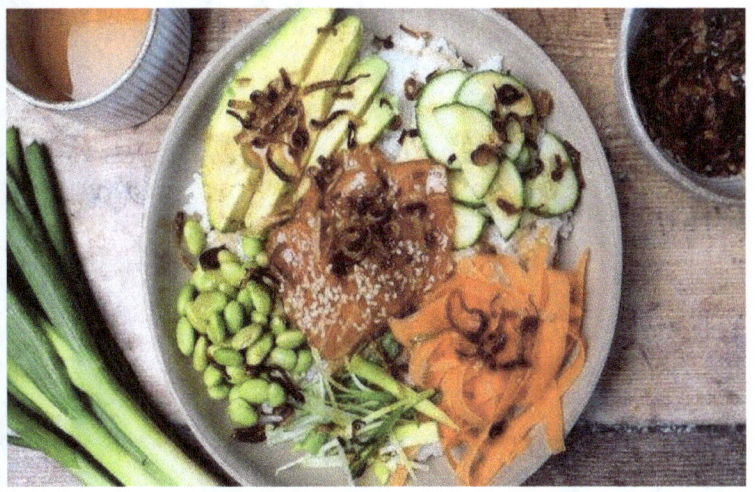

Nosisz 4

Składniki

- 3 łyżki lekkiego majonezu
- 1 łyżka sriracha
- 2 łyżki sosu sojowego
- 2 łyżki mirinu (lub innego octu ryżowego)
- 1 łyżka prażonego oleju sezamowego
- 1 łyżka miodu
- 300 g wysokiej jakości łososia sashimi
- 1 marchewka
- 1 ogórek
- 2-3 dymki
- 1 awokado (pokrojone w plastry)
- 1 szklanka gotowej do spożycia fasoli edamame
- 250 g lepkiego białego ryżu sushi
- 1-2 szalotki (drobno posiekane)
- 1 łyżka oleju kokosowego

- Do dekoracji: sezam

Wskazówki

a) Najpierw wymieszaj lekki majonez, sriracha, sos sojowy, mirin, olej sezamowy i miód, aby uzyskać gładką marynatę.

b) Zachowaj połowę marynaty do późniejszego wykorzystania jako dressing, a następnie dodaj sashimi z łososia do pozostałej marynaty. Łososia wymieszać z marynatą, uważając, aby go nie uszkodzić, a następnie pozostawić do marynowania na co najmniej godzinę.

c) Dokładnie opłucz ryż sushi, aż woda będzie czysta. Następnie ugotuj ryż sushi zgodnie ze wskazówkami na opakowaniu (zazwyczaj gotuj przez około 10 minut, a następnie gotuj na parze przez 10 minut) i przed podaniem pozostaw do ostygnięcia.

d) Ogórki pokroić na ćwiartki, cebulę dymkę pokroić w cienkie plasterki wzdłuż i marchewki obrać za pomocą obieraczki.

e) Teraz podgrzej olej kokosowy na nieprzywierającej patelni i dodaj pokrojoną w plasterki szalotkę. Delikatnie podsmaż szalotki na małym ogniu przez około 7 minut, aż staną się brązowe i chrupiące. Następnie wyjmij z patelni i przenieś na kawałek ręcznika kuchennego.

f) Gdy wszystko będzie gotowe, zbuduj miskę poke, najpierw układając ryż, a następnie wszystkie dodatki. Udekoruj sezamem i ciesz się natychmiast lub przechowuj w hermetycznych pojemnikach w lodówce do 3 dni jako przygotowanie posiłku.

25. Kedgeree wysokobiałkowe

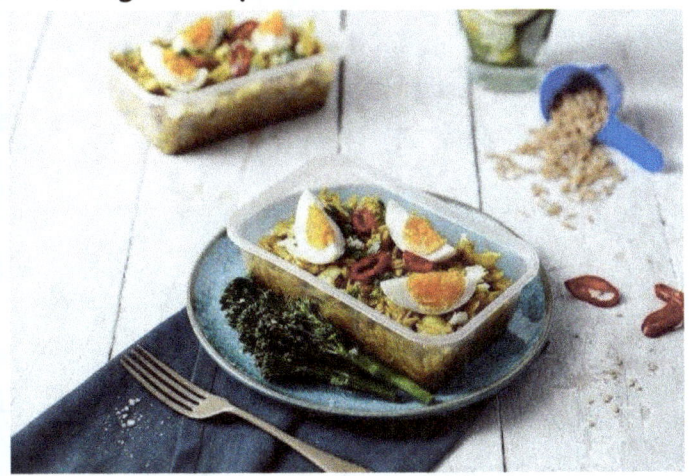

Stwarza: 3 posiłki

Składniki

- 3 filety wędzonego plamiaka
- 1 łyżeczka oleju kokosowego
- 1 biała cebula (drobno posiekana)
- 1 łyżeczka kurkumy
- 1 łyżeczka mielonej kolendry
- 1 łyżeczka średniego curry w proszku
- 3 jajka na twardo (obrane i pokrojone w ćwiartki)
- 500g ugotowanego brązowego ryżu lub ryżu zero (160g suchej masy)
- Garść świeżej kolendry

Wskazówki

a) Umieść wędzonego plamiaka na dużej patelni na średnim ogniu. Zalej cal wody. Doprowadzić do wrzenia, następnie zmniejszyć ogień i gotować na wolnym ogniu przez 5 minut. Po ugotowaniu zdjąć z ognia i połamać na kawałki. Odłożyć na bok.

b) Odlej wodę z patelni i dodaj olej kokosowy. Dodaj posiekaną cebulę i smaż na średnim lub małym ogniu przez 5 minut na złoty kolor.

c) Dodaj kurkumę, mieloną kolendrę i curry w proszku i gotuj przez kolejne 30 sekund, od czasu do czasu mieszając.

d) Dodaj ugotowany ryż i plamiaka i wymieszaj. Podgrzej, następnie dodaj ugotowane jajka i ponownie wymieszaj. Przełóż do pojemników do przygotowywania posiłków i podawaj z wybranymi warzywami.

26. Przyprawiona jagnięcina z kaszą bulgur feta

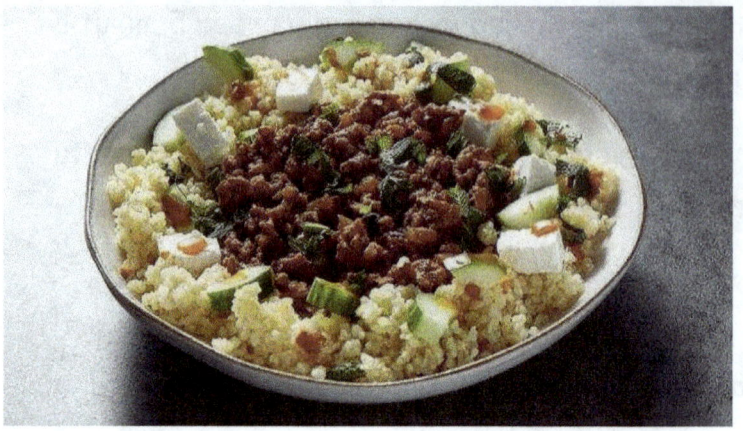

Usługi 2

Składniki

- 1 łyżka oleju
- 1 czerwona cebula (w plasterkach)
- 1 łyżka startego el hanout
- 3 łyżki przecieru pomidorowego
- 250 g mielonej jagnięciny
- Sól i pieprz do smaku
- 125 ml wrzącej wody
- 130 g kaszy bulgur
- 100 g fety (kostki)
- $\frac{1}{2}$ ogórka (pokrojonego na kawałki)
- Świeże liście mięty do dekoracji

Wskazówki

a) Najpierw rozgrzej olej na dużej patelni i smaż cebulę przez kilka minut, aż zmięknie. Dodaj ras el hanout i przecier pomidorowy i mieszaj, aż wszystko będzie równomiernie pokryte.

b) Teraz dodaj mieloną jagnięcinę i rozbij na kawałki, mieszając aby połączyć ze wszystkim innym. Dopraw solą i pieprzem do smaku i gotuj przez 5-10 minut, aż przestanie się zaróżowiać

c) Dodaj wrzącą wodę i gotuj przez kolejne 10 minut, aby zredukować płyn i zagęścić sos.

d) W międzyczasie dodaj kaszę bulgur do garnka z wrzącą wodą i gotuj zgodnie z instrukcją na opakowaniu.

e) Po ugotowaniu roztrzep widelcem i dodaj kostki fety i ogórka, mieszając przez kaszę bulgur.

f) Na talerzu ułóż łóżko z kaszy bulgur feta i przykryj kilkoma łyżkami mieszanki jagnięcej.

g) Udekoruj kilkoma listkami świeżej mięty i podawaj!

27. Chudy, kremowy makaron z kiełbasą

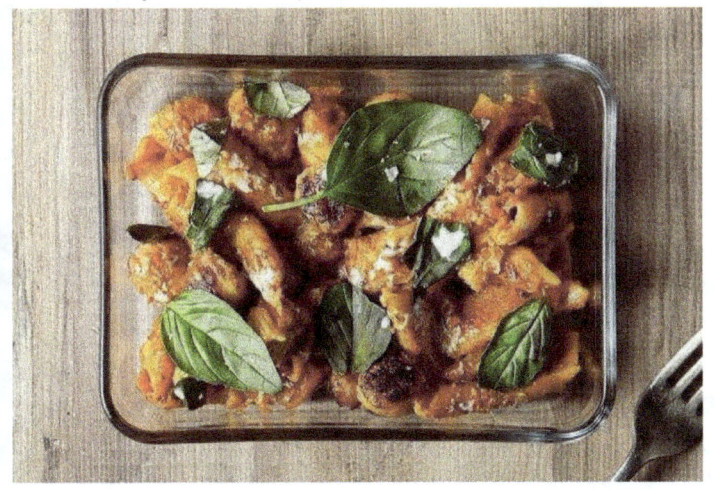

Na 4 porcje

Składniki

- 1 łyżeczka 100% oleju kokosowego.
- 1 por (drobno posiekany)
- 2 ząbki czosnku (posiekane)
- 8 kiełbasek o obniżonej zawartości tłuszczu (w plasterkach)
- 200 g twarogu
- 1 puszka posiekanych pomidorów
- 240 g razowego makaronu penne
- 1 łyżeczka suszonych płatków ostrej papryki
- 1 szczypta soli i pieprzu do smaku
- 1 garść świeżych liści bazylii

Wskazówki

a) Dodaj olej kokosowy do dużej, nieprzywierającej patelni na średnim ogniu. Dodaj pokrojony por na patelnię i smaż przez 3-4 minuty, od czasu do czasu mieszając.

b) Dodać czosnek i smażyć przez kolejne 2 minuty, następnie dodać pokrojoną w plasterki kiełbasę i smażyć 6-10 minut, od czasu do czasu mieszając, aż zrumienią się ze wszystkich stron. Dodaj ostre płatki papryki i dopraw solą i pieprzem do smaku.

c) Następnie patelnię z pomidorami i wrzucić do połączenia. Pozwól mu bulgotać przez kilka minut, a następnie dodaj twaróg, dobrze mieszając, aby uzyskać bogaty i kremowy sos.

d) Ugotowany makaron wrzuć na patelnię i wymieszaj z sosem do połączenia.

e) Po kilku minutach zdejmij makaron z ognia i przełóż do miseczek, przyozdobionych świeżymi liśćmi bazylii.

28. Hasz ze słodkich ziemniaków i chorizo

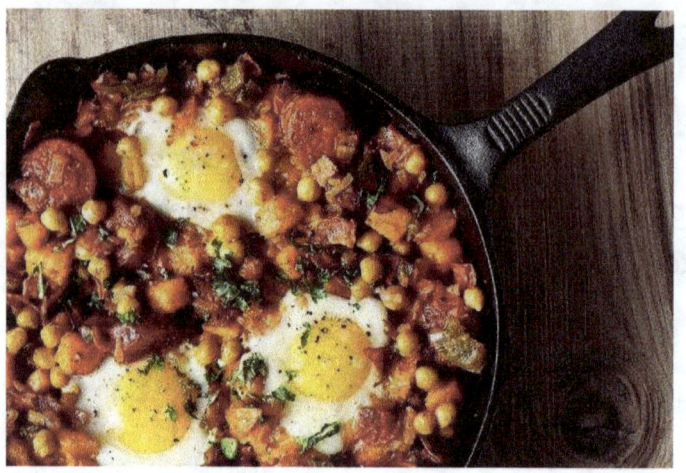

Porcje: 4

Składniki

- 500 g słodkich ziemniaków
- 1 łyżka oleju kokosowego
- ½ czerwonej cebuli (drobno posiekanej)
- 200 g ciecierzycy z puszki (odsączonej)
- 150 g chorizo lub pancetty (pokrojonej w 1 cm kostkę)
- ½ łyżeczki soli morskiej
- ½ łyżeczki czarnego pieprzu
- 4 średnie jajka z wolnego wybiegu
- Kilka marynowanych i pokrojonych w plasterki jalapeños

Wskazówki

a) Bataty oczyścić i pokroić w 2 cm kostkę. Włóż kostki do rondla i zalej wodą, a następnie zagotuj. Po ugotowaniu odcedź i pozostaw na parze przez 2-3 minuty.

b) W tym czasie dodaj olej kokosowy na patelnię na średnim ogniu. Po roztopieniu dodać posiekaną cebulę i chorizo/pancettę i smażyć 3-4 minuty, od czasu do czasu mieszając.

c) Następnie zmniejsz ogień do średniego i dodaj bataty, ciecierzycę, papryczki jalapenos, sól morską i czarny pieprz. Podlej trochę i smaż przez 8-10 minut bez poruszania, aż spód stanie się chrupiący.

d) Gdy będzie chrupiący, zrób 4 małe dołki w haszu i wbij jajka. Przykryj patelnię pokrywką i gotuj przez 2-3 minuty, aż jajka będą ugotowane, ale żółtko jest jeszcze wodniste (możesz gotować dłużej, jeśli lubisz dobrze wysmażone żółtka).

e) Dodaj kilka dodatkowych papryczek jalapeño i podawaj.

29. Teriyaki Wołowina Zoodles

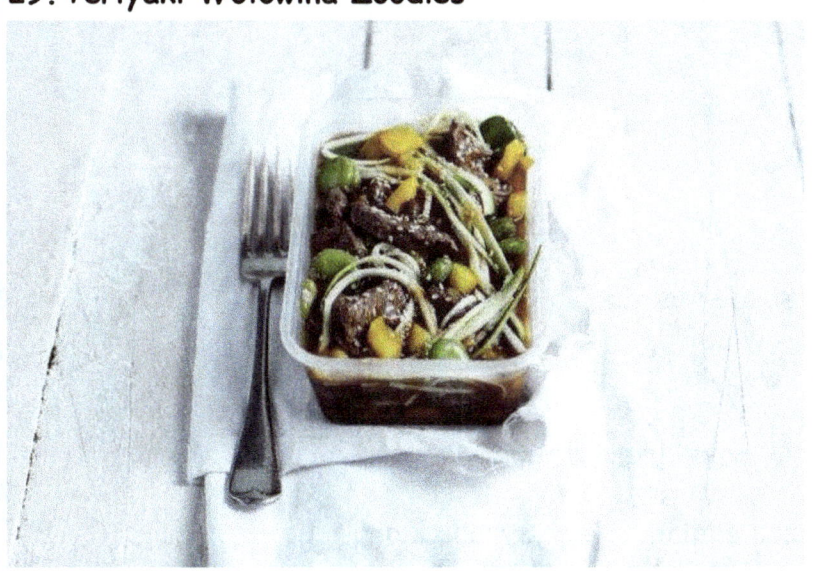

Sprawia: 4 posiłki

Składniki

Na sos:

- 75 ml sosu sojowego
- 120 ml wody
- 1,5 łyżki mąki kukurydzianej
- 4-5 łyżek ekologicznego syropu klonowego
- Opcjonalnie: 1 ząbek czosnku (mielony)
- $\frac{1}{2}$ kciuka imbiru (startego)

Co do reszty:

- 1 łyżeczka oleju kokosowego
- 3 steki (pokrojone w plastry)
- 4 cukinie (spiralne)
- 2 żółte papryki (posiekane)
- 75 g fasoli edamame
- Posyp sezamem

Wskazówki

a) W rondlu ubij soję, wodę i mąkę kukurydzianą/guar guar i podgrzewaj delikatnie przez 5-6 minut, aż sos zgęstnieje. W tym momencie dodaj czosnek i imbir, jeśli używasz. Po zgęstnieniu wymieszać z syropem klonowym i zdjąć z ognia. Odłożyć na bok.

b) Podgrzej duży wok (lub patelnię) na dużym ogniu przez 1-2 minuty. Gdy będzie bardzo gorąco, dodaj olej kokosowy i plastry steku i smaż przez 1-2 minuty, od czasu do czasu odwracając.

c) Dodaj spiralną dynię i posiekaną paprykę i smaż przez kolejne 2-3 minuty.

d) Na koniec wymieszaj sos teriyaki i fasolę edamame, przełóż do pojemników Tupperware i pozostaw do ostygnięcia.

e) Posyp po kilka nasion sezamu i wstaw do lodówki. Łatwo!

30. Pieczony kuskus z fetą

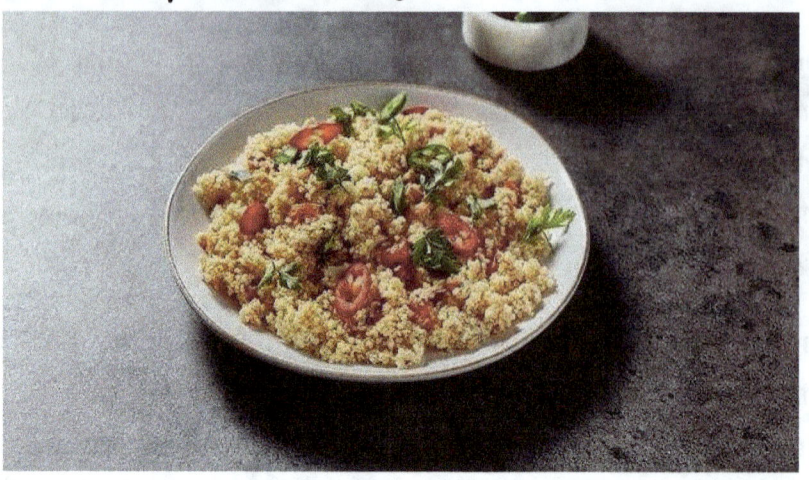

Nosisz 4

Składniki

- 200 g fety
- 400 g pomidorków koktajlowych
- 1 łyżeczka mieszanki ziół
- 1 łyżka oliwy z oliwek
- 200 g kuskusu
- 500 ml zupy jarzynowej
- Świeże papryczki chili do dekoracji
- Pietruszka do dekoracji

Wskazówki

a) Rozgrzej piekarnik do 200°C.

b) Włóż fetę i pomidorki koktajlowe do żaroodpornej blachy do pieczenia. Posyp mieszanką ziół i skrop oliwą z oliwek, a następnie piecz w piekarniku przez 25-30 minut.

c) W międzyczasie dodaj kuskus do dużej miski i przykryj gotującym się bulionem warzywnym. Dobrze wymieszaj, przykryj pokrywką lub talerzem, a następnie pozostaw na wolnym ogniu przez około 10 minut lub do wchłonięcia płynu i lekkiego i puszystego kuskusu.

d) Teraz za pomocą widelca lub tłuczka delikatnie zetrzyj upieczoną fetę i pomidorki koktajlowe, aż połączą się w coś w rodzaju gęstego sosu. Dodaj kuskus i wymieszaj, aby połączyć.

e) Udekoruj świeżo posiekaną ostrą papryką, posyp czarnym pieprzem i natką pietruszki. Ciesz się natychmiast lub przechowuj do 3 dni.

31. Soczewica jednogarnkowa Dahl

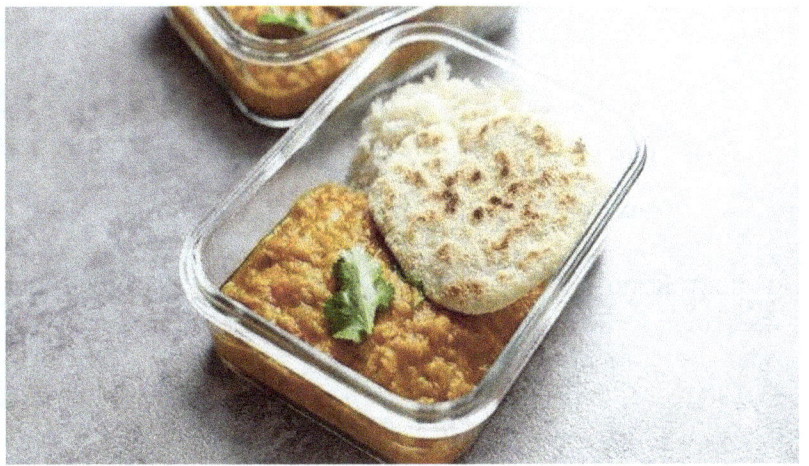

Zrób 4

Składniki

- 2 łyżki 100% oleju kokosowego.
- 1 cebula (posiekana)
- 1 cal imbir
- 3 ząbki czosnku (rozgniecione)
- 1,5 łyżki kurkumy
- 1,5 łyżki kminku
- 1,5 łyżki średniej curry w proszku
- 300 g czerwonej soczewicy (umytej)
- 1 puszka posiekanych pomidorów
- 1,2 litra zupy jarzynowej
- 1 kolendra
- 200 g mąki pszennej
- 1/4 łyżeczki soli
- 2 łyżeczki proszku do pieczenia
- 250 g jogurtu naturalnego bez nabiału

Wskazówki

a) Najpierw dodaj olej kokosowy na dużą patelnię na średnim ogniu. Po roztopieniu dodać cebulę, imbir i czosnek i smażyć 3-4 minuty, od czasu do czasu mieszając.

b) Na czas oczekiwania wywar przygotuj w osobnej misce lub dzbanku - rozpuszczając kostkę rosołową w 1200ml wrzącej wody. Odłożyć na bok.

c) Następnie dodaj kurkumę, kminek i curry na patelnię i smaż przez kolejną minutę, mieszając.

d) Dodaj soczewicę i wymieszaj, aby upewnić się, że są w pełni połączone ze składnikami znajdującymi się już na patelni. Następnie dodaj pomidory i wymieszaj.

e) Teraz ostrożnie wlej zupę, powoli mieszając, aby upewnić się, że wszystko jest w pełni połączone. Zmniejsz ogień, nałóż pokrywkę na patelnię i gotuj na wolnym ogniu przez 30 minut.

f) Czekając, zacznij przygotowywać swoje naans. Dodaj mąkę, sól, proszek do pieczenia i jogurt do miski i dobrze wymieszaj, aż powstanie gęste ciasto.

g) Posyp powierzchnię roboczą mąką, a następnie rękoma dokładnie wyrabiaj i łącz ciasto w kulkę. Użyj ostrego noża, aby pokroić kulkę na równe części - wziąłem 8 części na mini naan, ale ćwiartki dałyby 4 duże.

h) Uformuj rękoma każdą część ciasta w kształt płaskiego dysku, a następnie umieść je pojedynczo na patelni na średnim ogniu. Smaż każdą z nich przez kilka minut, aż zaczną rosnąć i brązowieją.

i) Po ugotowaniu jednogarnkowego dahl z soczewicą dobrze wymieszaj, a następnie dodaj ryż do pojemników do przygotowywania posiłków. Dodaj mini naan do każdego i udekoruj kolendrą.

32. Wegańska miska ze słodką papryką i czekoladowymi kuleczkami proteinowymi

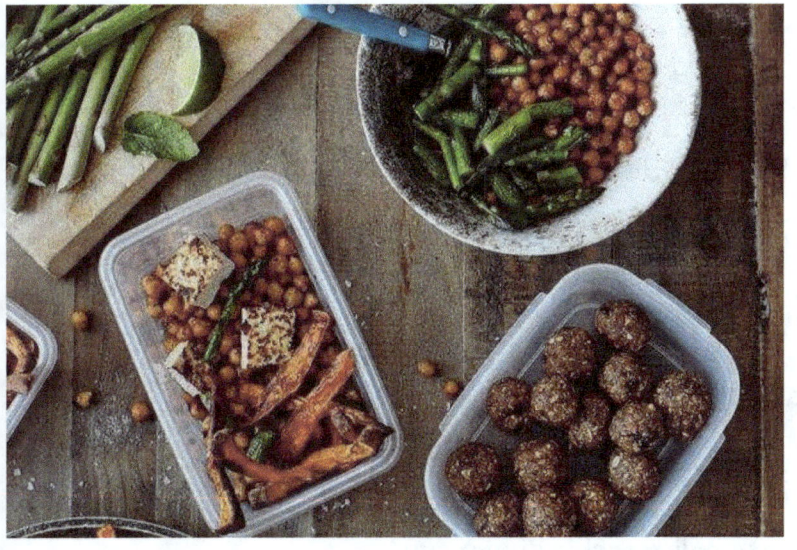

Składniki

Składniki

- 2 400 g twardego tofu
- 400 g ciecierzycy
- 1 łyżka oleju kokosowego
- 1 łyżka papryki
- 200 g szparagów
- 1 szczypta soli morskiej i pieprzu
- 1 duży słodki ziemniak
- 1 łyżka mąki
- 1 łyżka organicznej Maca w proszku

Do kremu z awokado:

- 2 małe dojrzałe awokado
- 2 łyżki octu jabłkowego
- 2 łyżki oliwy z oliwek extra virgin
- 1-2 łyżki zimnej wody
- Szczypta soli morskiej i pieprzu

Do kulek proteinowych:

- 2 łyżki mieszanki wegańskiej (o łagodnym smaku czekolady)
- 2 łyżki płatków owsianych błyskawicznych
- 75 g masła nerkowca
- 2 łyżki syropu bez cukru/miodu/agawy
- 1-2 łyżki migdałów/kokos/mleko sojowe
- 1 łyżka nasion chia do wałkowania

Wskazówki

a) Rozgrzej piekarnik do 200°C lub 180°C wentylatorem.

b) Obierz bataty i pokrój frytki, a następnie gotuj przez 10 minut. Dobrze odcedź i pozostaw na kilka minut, aby uwolniła wilgoć, następnie posyp trochę mąki i 1 łyżką proszku z macy. Piecz przez 20-25 minut na górnej półce piekarnika.

c) W tym czasie rozgrzej dużą patelnię na średnim ogniu i dodaj olej kokosowy, ciecierzycę i szparagi. Smaż przez 7-8 minut, a następnie dodaj tofu. Smaż przez kolejne 3 minuty, mieszając od czasu do czasu, dodaj paprykę, sól i pieprz i smaż przez kolejne 2 minuty.

Do kremu z awokado:

d) Dodaj wszystkie składniki do blendera i miksuj, aż będą gładkie i kremowe. Umieść w małym pojemniku Tupperware, aby dodać do przygotowania posiłku po podgrzaniu.

Do kulek proteinowych:

e) Połącz mieszankę wegańską i płatki owsiane instant w misce do mieszania. Dodaj masło orzechowe i syrop, mieszaj i stopniowo dodawaj mleko, aż będziesz mógł zwinąć masę w kulki. Obtocz kulki w nasionach chia i wrzuć je do plastikowych pojemników, aby zabrać ze sobą zdrową przekąskę!

33. 15 minut wegańskie fajitas

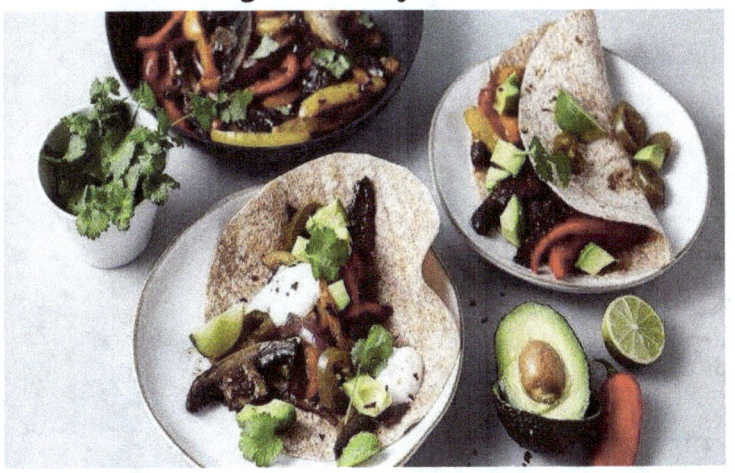

Porcje: 2

Składniki

- 1 łyżka oleju kokosowego
- 2 papryki (pokrojone w plastry)
- 1 biała cebula (w plasterkach)
- 4 grzyby Portobello (pokrojone)
- Przyprawa Fajita: $\frac{1}{2}$ łyżeczki papryki, 1 łyżeczka chili w proszku, $\frac{1}{2}$ łyżeczki czosnku w proszku, $\frac{1}{2}$ łyżeczki kminku
- 1 łyżka sosu sojowego
- Spora garść marynowanych i pokrojonych papryczek jalapeño
- 6 małych tortilli pełnoziarnistych

Dodatki opcjonalne:

- guacamole
- Sos pomidorowy

Wskazówki

a) Podgrzej dużą patelnię na średnim ogniu. Włożyć olej kokosowy, a po roztopieniu dodać pokrojoną w plastry cebulę i paprykę. Smaż przez 8-10 minut, aż warzywa zaczną mięknąć, następnie dodaj przyprawy i smaż przez kolejne 2 minuty, od czasu do czasu mieszając.

b) Dodaj do masy pieczarki Portobello i sos sojowy i smaż, aż się zrumienią – powinno to zająć około 4-6 minut.

c) Po zrumienieniu podgrzej tortille w piekarniku przez 5-10 minut lub w kuchence mikrofalowej na pełnej mocy przez 30 sekund. Napełnij tortille mieszanką Portobello fajita i posyp papryczkami jalapeño, guacamole i salsą. Doskonałość.

34. Chrupiące Tofu i Makaron Teriyaki

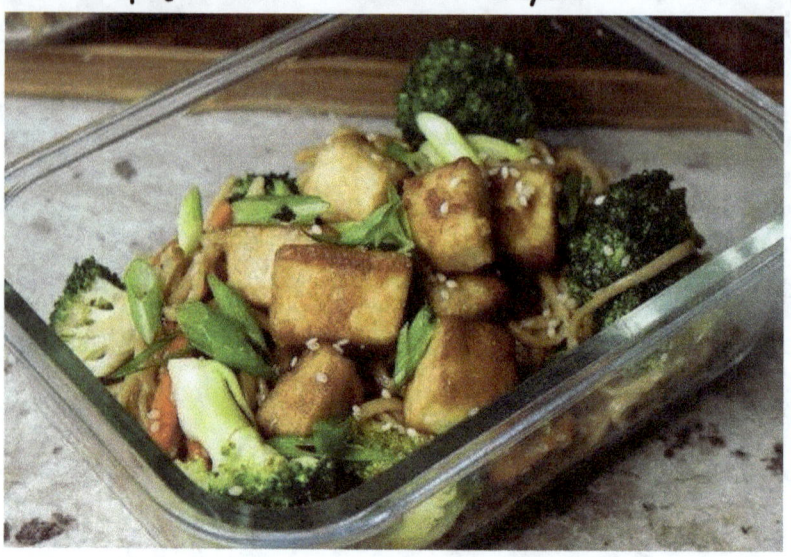

Nosisz 4

Składniki

Na sos teriyaki:

- 70 ml sosu sojowego
- 2 łyżki brązowego cukru
- 1 łyżeczka imbiru (drobno posiekanego)
- 1 łyżeczka czosnku (drobno posiekanego)
- 1 łyżeczka oleju sezamowego
- 1 łyżka miodu
- 3 łyżki mirin
- 2 łyżeczki mąki kukurydzianej (zmieszanej z odrobiną zimnej wody)

Na chrupiące tofu:

- 1 blok tofu
- 3 łyżki sosu sojowego
- 50 g mąki kukurydzianej
- 1 łyżka oleju kokosowego

Na ciasto:

- 1 łyżka oleju kokosowego
- 1 marchewka (pokrojona w zapałki)
- 1 brokuł (różyczki wycięte z łodygi)
- 4 gniazda makaronu jajecznego
- Do dekoracji: szczypiorek (posiekany)

Wskazówki

a) Najpierw przygotuj sos teriyaki, mieszając w małej misce sos sojowy, brązowy cukier, czosnek, imbir, olej sezamowy, miód, mirin (lub ocet z wina ryżowego) i mąkę kukurydzianą. Dobrze wymieszaj, aby wszystkie składniki były równomiernie połączone.

b) Następnie dodaj 3 łyżki sosu sojowego i 50 g mąki kukurydzianej do dwóch oddzielnych misek. Tofu pokroić w kostkę, a następnie zanurzyć każdy kawałek w sosie sojowym, a następnie w mące kukurydzianej, upewniając się, że każdy kawałek jest pokryty przed odstawieniem.

c) Rozgrzej olej kokosowy na patelni lub woku z powłoką zapobiegającą przywieraniu, a następnie dodaj na patelnię tofu, aby smażyć, mieszając i obracając co 1-2 minuty, aż będzie chrupiąca i złocista. Usuń i odłóż na bok.

d) W dużym rondlu zagotuj wodę i ugotuj makaron jajeczny zgodnie ze wskazówkami na opakowaniu.

e) Następnie rozgrzej pozostały olej kokosowy na patelni i dodaj marchewkę i brokuły. Smaż przez 5 minut, aż lekko zmięknie, a następnie zdejmij z patelni.

f) Dodaj sos teriyaki na patelnię, gotuj na małym ogniu, aż sos zacznie bulgotać i zgęstnieć. Gdy będziesz zadowolony z konsystencji sosu, dodaj na patelnię krótki makaron jajeczny. Wrzucić makaron do polania sosem teriyaki, następnie dodać marchewkę i brokuły i wymieszać do połączenia.

g) Podziel makaron teriyaki na 4 foremki, podawaj chrupiące tofu na wierzchu i udekoruj dymką, posortowane.

35. Wegańska Soczewica Bolońska

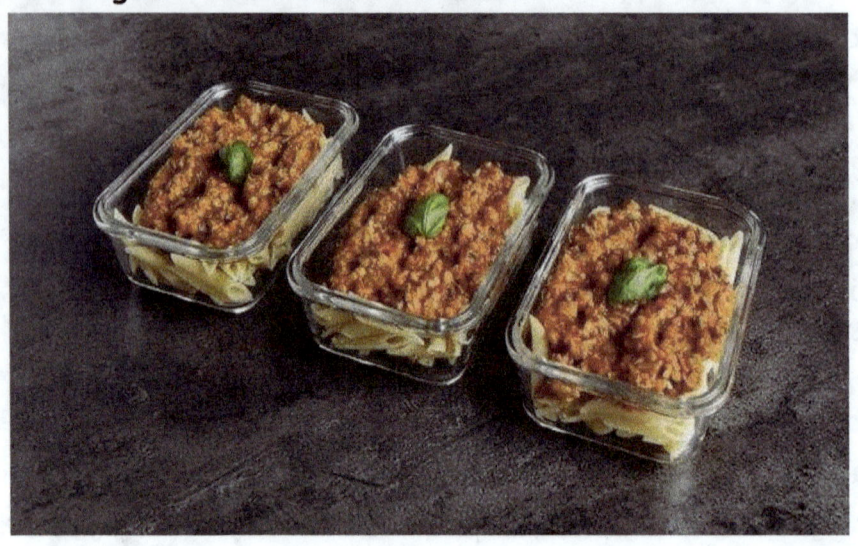

Nosisz 4

Składniki

- 1 łyżka oliwy z oliwek
- 1 cebula (pokrojona w kostkę)
- 2 marchewki (pokrojone w kostkę)
- 2 łodygi selera (pokrojone w kostkę)
- 3 ząbki czosnku (posiekane)
- Przyprawy: sól i pieprz
- 2 łyżki przecieru pomidorowego
- 120g czerwonej soczewicy (sucha masa)
- 1 puszka posiekanych pomidorów
- 300 ml wody
- 1 kostka zupy jarzynowej
- Podawana z: makaronem penne i świeżą bazylią

Wskazówki

a) Rozgrzej oliwę z oliwek na dużej patelni i dodaj cebulę. Smaż przez kilka minut, aby zmiękły, następnie dodaj marchewkę i wymieszaj.

b) Dodaj pokrojony w kostkę seler i gotuj przez 5 minut przed dodaniem posiekanego czosnku i pokrojonych w kostkę grzybów. Wymieszaj wszystkie składniki na patelni, dopraw obficie i gotuj przez kolejne 2-3 minuty, aż grzyby się zrumienią.

c) Następnie wymieszać przecier pomidorowy, następnie czerwoną soczewicę i pokrojone pomidory.

d) Ostrożnie wlej wodę na patelnię, upewniając się, że wszystko jest przykryte, a następnie wymieszaj kostkę bulionu warzywnego. Gotuj na małym ogniu przez 20 minut, aż soczewica wchłonie większość wody i podwoi swoją objętość.

e) Podawaj od razu na świeżo ugotowanym makaronie lub spaghetti i udekoruj świeżą bazylią.

f) Porcjuj resztki do pojemników do przygotowywania posiłków, aby cieszyć się nimi później w tygodniu.

36. Burrito śniadaniowe na cały tydzień

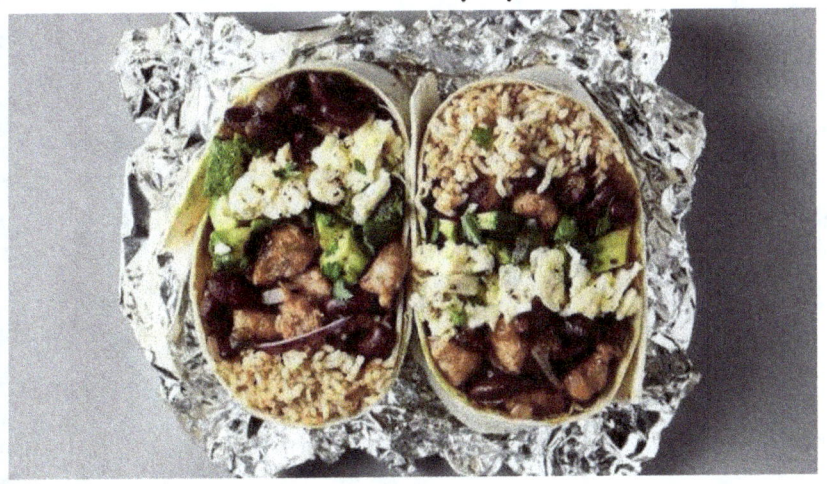

Produkuje: 5

Składniki

- 150g ryżu długoziarnistego lub brązowego (sucha masa)
- 100 g posiekanych pomidorów z puszki
- 1 duża biała cebula (drobno posiekana)
- 10 średnich jajek lub 250 ml płynnych białek
- 10 chudych kiełbasek wieprzowych (pokrojonych w 1cm kostkę)
- 125g niskotłuszczowego sera cheddar lub sera meksykańskiego (tartego)
- 250 g czarnej fasoli w puszkach
- 1 łyżeczka soli morskiej, czarnego pieprzu i wędzonej papryki
- 5 tortilli z mąki razowej
- 50 g marynowanego i pokrojonego w plasterki jalapeno

Wskazówki

a) Najpierw ugotuj ryż. Wsyp suchy ryż do dużego rondla i zalej 200ml zimnej wody i posiekanymi pomidorami. Doprowadzić do wrzenia, następnie zmniejszyć ogień, przykryć pokrywką i gotować przez 10-15 minut, aż ryż wchłonie cały płyn.

b) Czekając, aż ryż się zagotuje, ugotuj resztę. Umieść dużą, nieprzywierającą patelnię na średnim ogniu z odrobiną oleju kokosowego. Gdy olej kokosowy się rozpuści, dodaj posiekaną cebulę i smaż przez 3-4 minuty, aż cebula zacznie się brązowieć.

c) Na patelnię z papryką, solą i pieprzem wrzucamy pokrojoną w kostkę kiełbasę i czarną fasolę i smażymy przez kolejne 3-4 minuty, aż będą chrupiące. Po ugotowaniu przelej do miski i odstaw, a patelnię postaw na ogniu.

d) Gdy mieszanina kiełbasy się ugotuje, usmaż jajka. Wbij jajka do miski z odrobiną soli i pieprzu i ubij widelcem. Wlej jajka na patelnię i smaż przez 3-4 minuty, mieszając.

e) Gdy wszystkie składniki są ugotowane, złóż burrito. Rozłóż tortille i podziel ugotowany ryż na środek każdej krótkiej, grubej linii, pozostawiając przestrzeń wokół krawędzi. Na wierzch dodaj mieszankę kiełbasek, cebuli i czarnej fasoli, następnie jajka, starty ser i na końcu papryczki jalapenos.

f) Teraz złóż burrito. Złóż boki każdej tortilli na środku mieszanki, a następnie złóż dolną krawędź ciasno do środka. Zwiń ciasno upakowaną mieszankę w kierunku jedynej otwartej krawędzi i kontynuuj zwijanie, aż uzyskasz ciasne burrito.

g) Czas zamrozić burrito. Każde burrito ciasno zawinąć w folię spożywczą i umieścić w zamrażarce.

h) Kiedy będziesz gotowy do zjedzenia zdrowego burrito śniadaniowego, po prostu rozpakuj burrito i zawiń je w ręcznik kuchenny, a następnie włącz mikrofalówkę na około. 2 minuty lub do podgrzania. Dodaj pół awokado raz ciepłe, jeśli chcesz.

37. Słoiki burrito

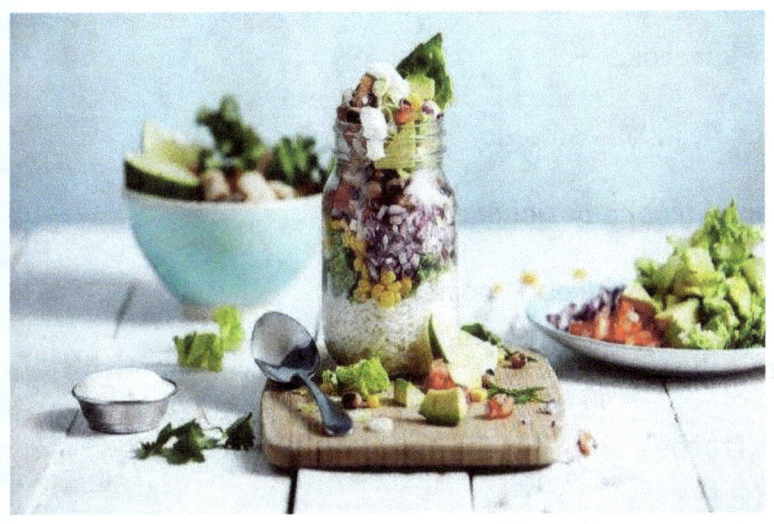

Składniki

- 4 piersi z kurczaka
- 1 łyżeczka oleju kokosowego
- 4 pomidory (drobno posiekane)
- 1 czerwona cebula (drobno posiekana)
- Szczypta soli i pieprzu
- 1 limonka (torba)
- 4 torebki (400g) Zero ryżu
- 1 puszka 200 g kukurydzy (odsączonej)
- 2 awokado
- 2 główki sałaty (posiekane)
- 8 łyżek kwaśnej śmietany
- Dymka do dekoracji

Wskazówki

a) Pierś z kurczaka pokroić w kostkę, doprawić i smażyć na średnim ogniu z odrobiną oleju kokosowego, aż będzie całkowicie ugotowana. Wyjmij i ostudź.

b) Ugotuj ryż. Opłucz pod zimną wodą, a następnie gotuj przez 1 minutę w kuchence mikrofalowej lub 2-3 minuty na patelni. Odłóż na bok i pozwól mu trochę ostygnąć.

c) Złóż swoje słoiki z masonem. Podziel i dodaj pokrojone pomidory i cebulę, sok z limonki, trochę soli i pieprzu i wymieszaj. Do każdego słoika dodaj 2 łyżki śmietany. Dodając najpierw płyn, nie skończysz z rozmoczoną sałatką po kilku dniach w lodówce.

d) Kukurydzę podzielić między słoiki, następnie dodać ryż, kurczaka, awokado, liście sałaty i na koniec ser. Zakręć wieczko i ciesz się zdrowymi obiadami przez 4 dni!

38. Papryki wysokobiałkowe nadziewane 4 sposoby

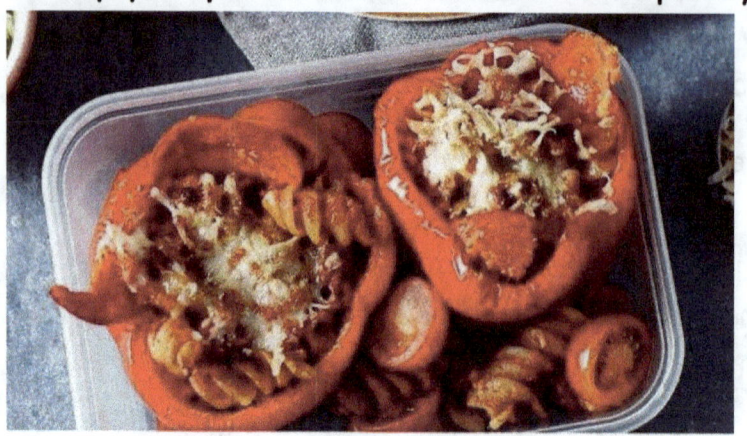

Składniki

- 2 duże papryki, topy i nasiona usunięte
- 50 g ryżu długoziarnistego, ugotowanego
- 1 pierś z kurczaka (ugotowana i posiekana)
- 2 łyżki salsy pomidorowej
- 50 g czarnej fasoli
- 1 saszetka przyprawy do fajita (lub aby zrobić własną połącz $\frac{1}{2}$ łyżeczki papryki, $\frac{1}{2}$ łyżeczki cebuli w proszku, $\frac{1}{2}$ łyżeczki czosnku w proszku, $\frac{1}{4}$ łyżeczki soli, $\frac{1}{4}$ łyżeczki pieprzu)
- Kilka marynowanych jalapenos + 1 łyżka solanki
- Krem z lalkami

Wskazówki

a) Połącz ugotowany ryż, kurczaka, salsę, czarną fasolę i przyprawy w misce i nałóż łyżką papryki.

b) Piecz w 180°C przez 20 minut, a następnie dodaj dodatkową kwaśną śmietanę i papryczki jalapenos.

39. Włoskie klopsiki z kurczaka ze spaghetti

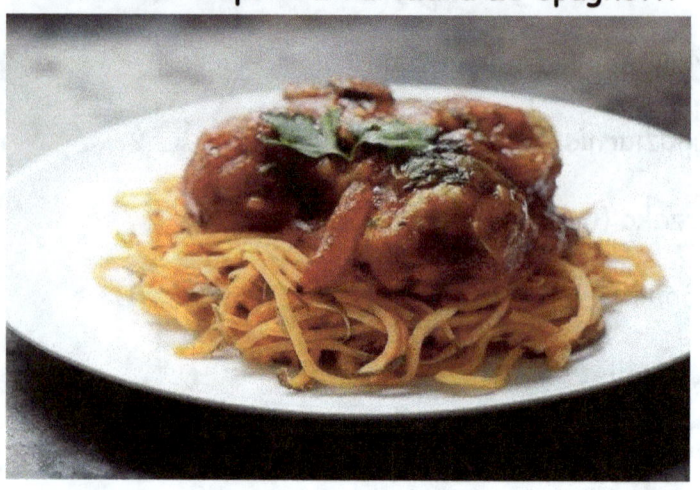

Porcje: 4

Składniki:

- 1 kg mielonej piersi z kurczaka
- 1 jajko lniane (1 łyżka zmielonych nasion lnu + 1 łyżka wody)
- 1 łyżka świeżo posiekanej bazylii
- 1 łyżka świeżo posiekanej włoskiej pietruszki
- ½ łyżeczki suszonego oregano
- ¼ łyżeczki cebuli w proszku
- ¼ łyżeczki proszku czosnkowego

Do sosu pomidorowego

- 2 puszki (15 uncji) sosu pomidorowego bez soli
- ¾ szklanka dojrzałych czarnych oliwek kalifornijskich, pokrojonych w plastry
- 1 łyżka kaparów
- 1 łyżeczka mielonego czosnku
- 1 średnio słodka cebula, pokrojona w kostkę
- 1½ szklanki posiekanych grzybów

- ½ łyżeczki czarnego pieprzu
- ½ łyżeczki suszonego tymianku
- ½ łyżeczki suszonego rozmarynu, pokruszonego
- ⅓ łyżeczka majeranku suszonego
- 1 łyżka świeżo posiekanej bazylii
- 1 łyżka świeżo posiekanej włoskiej pietruszki

Na spaghetti

- 4 duże słodkie ziemniaki (spiralne)

Wskazówki:

Na klopsiki z kurczaka:

a) Rozgrzej piekarnik do 350 ° F.

b) W małej miseczce przygotuj jajko lniane i odstaw na żel.

c) W dużej misce wymieszaj zmielonego kurczaka, zioła, przyprawy i jajko lniane. Dobrze wymieszaj, aby połączyć.

d) Nasmaruj dużą blachę do pieczenia i uformuj 12-14 placków, układając je równomiernie na blasze.

e) Piecz przez 30 minut lub do momentu, gdy kurczak się upiecze.

Do sosu pomidorowego:

f) Po prostu dodaj wszystkie składniki sosu do dużego garnka i gotuj przez 10 minut. Dodaj klopsiki z kurczaka i gotuj przez kolejne 5 minut.

Na spaghetti:

g) Po prostu spulchnij słodkie ziemniaki (1 na osobę, więc wystarczą 4 ziemniaki), używając ostrza C.

h) Włóż zwinięte ziemniaki do miski przeznaczonej do kuchenek mikrofalowych z kilkoma łyżkami wody i gotuj w kuchence mikrofalowej przez 3-5 minut, aż będą miękkie.

i) Podawaj klopsiki i sos na spaghetti i ciesz się!

40. Klopsiki z indyka śródziemnomorskiego z Tzatziki

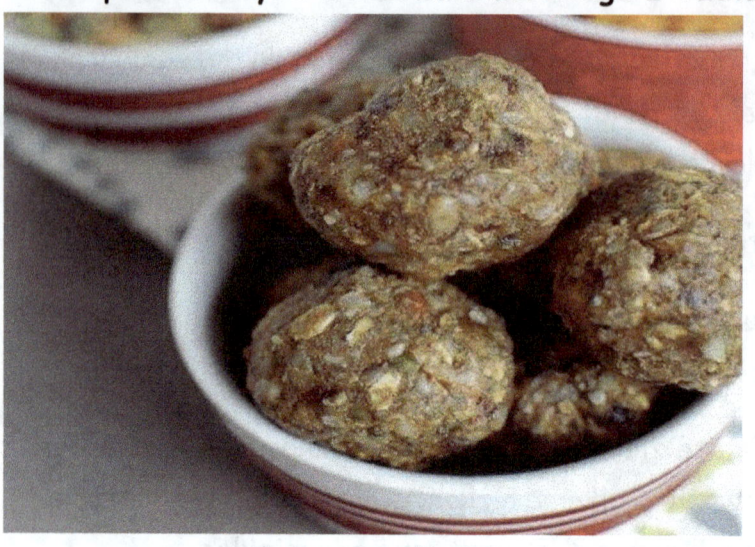

Porcje: 50

Składniki:

- 2 kilogramy mielonego indyka
- 2 łyżki oliwy z oliwek
- 1 średnia cebula, drobno posiekana
- Końcówka noża solnego
- 1 średnia cukinia, starta
- 1½ łyżki kaparów, posiekanych
- ½ szklanki suszonych pomidorów, posiekanych
- 2 kromki pełnoziarnistego chleba (lub białego chleba)
- ½ szklanki pietruszki
- 1 jajko
- 1 duży ząbek czosnku, drobno posiekany
- ½ łyżeczki soli koszernej
- ½ łyżeczki czarnego pieprzu
- 1 łyżka sosu Worcestershire
- ½ szklanki posiekanego lub startego parmezanu

- 2 łyżki drobno posiekanej świeżej mięty

Do sosu tzatziki

- 8 uncji niskotłuszczowego jogurtu naturalnego
- 1 duży ząbek czosnku, posiekany
- 1 cytryna, ze skórką
- 1 łyżka świeżej mięty
- ½ ogórka, obranego

Wskazówki:

a) Rozgrzej piekarnik do 375 stopni. Przygotuj dwie blachy do pieczenia, wykładając je folią aluminiową i spryskując sprayem warzywnym.

b) Rozgrzej 1 łyżkę oliwy z oliwek na średnim ogniu na średniej patelni. Dodaj cebulę i szczyptę soli i smaż, aż będzie przezroczysta. Przełóż cebulę do dużej miski.

c) Dodaj pozostałą łyżkę oliwy z oliwek na patelnię i dodaj startą cukinię. Posyp szczyptą soli i gotuj, aż cukinia zmięknie i zmięknie – około 5 minut. Cukinię przełożyć do miski z cebulą. Dodaj kapary i suszone pomidory i wymieszaj, aby połączyć.

d) Włóż chleb do miski małego robota kuchennego i mieszaj, aż uzyskasz drobne okruchy. Dodaj natkę pietruszki i kilka razy zmiksuj, aż pietruszka zostanie posiekana i dobrze połączona z bułką tartą. Przenieś bułkę tartą do miski. Do miski dodaj jajko, czosnek, sól koszerną, czarny pieprz, sos Worcestershire, parmezan i miętę i wymieszaj.

e) Dodaj mięso z indyka i rękami włóż indyka do spoiwa, aż dobrze się połączy. Wyciągnij łyżkę mieszanki z indyka i rozwałkuj ją w dłoniach, aby uformować pasztecik. Umieść klopsiki na blasze w odległości około 1 cala od siebie. Piecz przez 20-25 minut, aż lekko się zrumieni i ugotuj.

f) W międzyczasie przygotuj sos tzatziki: W małej misce wymieszaj czosnek, cytrynę, miętę i ogórek i wymieszaj. Dodaj jogurt i wymieszaj, aby połączyć. Przykryj i wstaw do lodówki, aż będzie gotowe do podania.

g) Przełóż klopsiki na półmisek i podawaj tzatziki z boku.

41. Pulpety z warzywami i wołowiną marinara

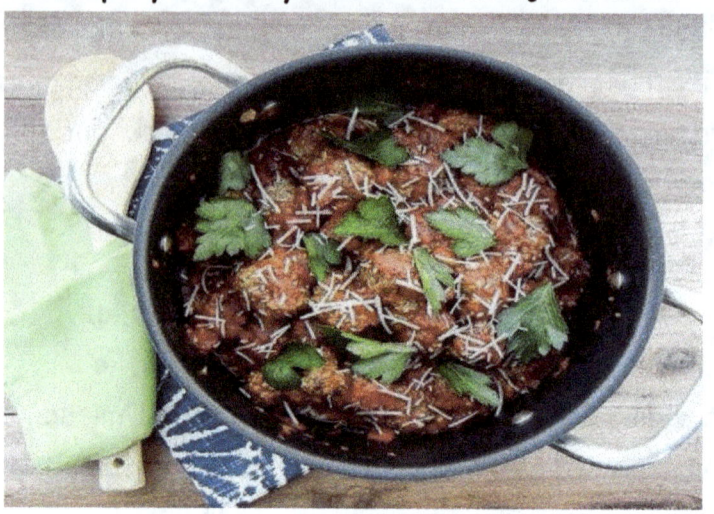

Porcje: 9

Składniki:

- 6 łyżek oliwy z oliwek, podzielonych
- 4 ząbki czosnku, pokrojone w plastry, podzielone
- 1 puszka (28 uncji) pokruszonych pomidorów
- 1 łyżeczka soli, podzielona
- 1 łyżeczka cukru
- 1 łyżeczka mielonych płatków czerwonej papryki, podzielona, opcjonalnie
- 1 mała cukinia, grubo posiekana
- 1 średnia marchewka, grubo posiekana
- $\frac{1}{2}$ małej żółtej cebuli, grubo posiekanej
- $\frac{1}{4}$ szklanki natki pietruszki plus więcej do dekoracji
- 1 kilogram chudej wołowiny
- $\frac{1}{2}$ szklanki płatków owsianych
- $\frac{1}{2}$ szklanki rozdrobnionego parmezanu plus więcej do dekoracji
- 1 duże jajko, ubite

Wskazówki:

a) Rozgrzej mocno brojlera. Upewnij się, że ruszt piekarnika znajduje się około 4 cale poniżej źródła ciepła. Wetrzyj 1 łyżeczkę oliwy z oliwek na powierzchnię otoczonej blachy do pieczenia.

b) W dużym rondelku rozgrzej pozostałe 5 łyżeczek oliwy z oliwek na średnim ogniu. Dodaj dwa ząbki czosnku i smaż na złoty kolor przez około 3 minuty. Dodaj pomidory, $\frac{1}{2}$ łyżeczki soli, cukier i $\frac{1}{2}$ łyżeczki płatków czerwonej papryki (w razie potrzeby). Doprowadzić do wrzenia, zmniejszyć ogień i dusić pod przykryciem przez 10 minut.

c) W międzyczasie w robocie kuchennym wymieszać cukinię, marchewkę, cebulę, pozostały czosnek i pietruszkę. Pulsuj, aż zostanie drobno posiekany. Przenieś mieszankę warzywną do dużej miski. Dodaj wołowinę, płatki owsiane, parmezan, pozostałą sól, pozostałe płatki czerwonej papryki (w razie potrzeby) i jajko. Dobrze wymieszać.

d) Uformuj miksturę w placki o średnicy $1\frac{1}{2}$ cala. Ułożyć równomiernie na przygotowanej blasze do pieczenia. Smażyć, aż wierzchy klopsików się zrumienią, około 5 minut.

e) Delikatnie przenieś klopsiki do rondla i gotuj dalej pod przykryciem przez 10 minut lub do momentu, gdy klopsiki się ugotują. Usuń z ognia.

f) Podawać jako przystawkę lub spaghetti z gotowaną rybą jako danie główne. W razie potrzeby udekoruj dodatkową pietruszką i parmezanem.

42. Klopsiki białkowe

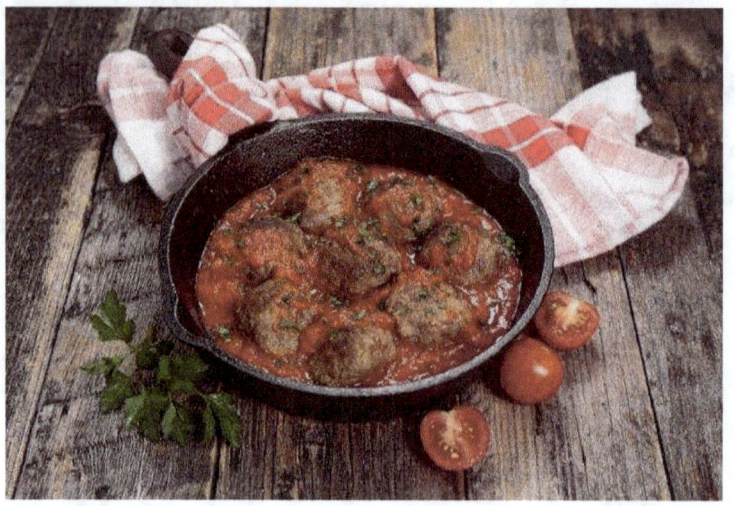

Porcje: 12

Składniki:

- 0,8 – 1 kg mielonej chudej wołowiny (95% chudego/5% tłuszczu)
- 1 mała żółta cebula, starta
- ¼ szklanki świeżej pietruszki, posiekanej
- 1 jajko
- ⅓ szklanka suchej bułki tartej
- 1 łyżeczka soli i ½ łyżeczki pieprzu

Wskazówki:

a) Rozgrzej piekarnik do 425 stopni.

b) Blachę do pieczenia z brzegiem wyłożyć papierem do pieczenia.

c) Połącz wszystkie składniki w misce. Używając rąk, delikatnie łącz składniki, aż dobrze się połączą.

d) Uformuj mięso w kulki o średnicy 1 cala, delikatnie zwijając w dłoniach. Ułóż na blasze do pieczenia, pozostawiając co najmniej 1 cal między nimi.

e) Piecz przez 12 minut. Wyjmij z piekarnika i podawaj lub dodaj do marinary.

43. Klopsiki z indyka, jabłka i szałwia

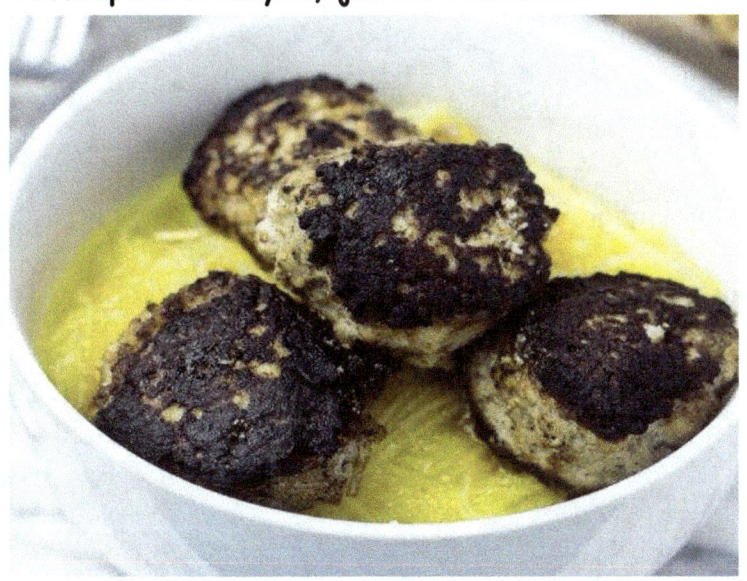

Porcje: 20

Składniki:

- 1½-2 funty mielonego indyka
- 1 duże jabłko, starte (około 1 szklanki, zapakowane; obierz jak kto woli, a ja nie)
- ½ szklanki drobno posiekanej słodkiej cebuli
- 2 duże jajka, ubite
- 2 łyżki mąki kokosowej
- 2 łyżki posiekanych świeżych liści szałwii
- ½ łyżeczki gałki muszkatołowej
- Spora szczypta soli
- ½ łyżeczki mielonego czarnego pieprzu

Wskazówki:

a) W dużej misce wymieszaj indyka, jabłko, cebulę, jajka i mąkę kokosową, aż się połączą. Następnie wymieszaj szałwię, gałkę muszkatołową, sól i pieprz, aż smaki się rozprowadzą.

b) Wyciągnij 3 łyżki kulek i rozwałkuj w dłoniach, aby je wygładzić.

c) Rozgrzej piekarnik do 350 i rozgrzej kilka łyżek oleju na patelni bezpiecznej w piekarniku. Obsmaż kotlety w odstępie co najmniej jednego centymetra, aż spód stanie się ciemnobrązowy i chrupiący (około 3-5 minut), a następnie odwróć i zrób to samo z drugiej strony.

d) Przełóż patelnię do nagrzanego piekarnika i piecz przez 9-12 minut, aż się upiecze (nie ma różu w środku). Moje były idealne po 10 minutach.

e) Przechowuj ugotowane lub niegotowane klopsiki w szczelnym pojemniku w lodówce do 3 dni lub w zamrażarce do 3 miesięcy.

44. Azjatyckie klopsiki z glazurą jabłkową Hoisin

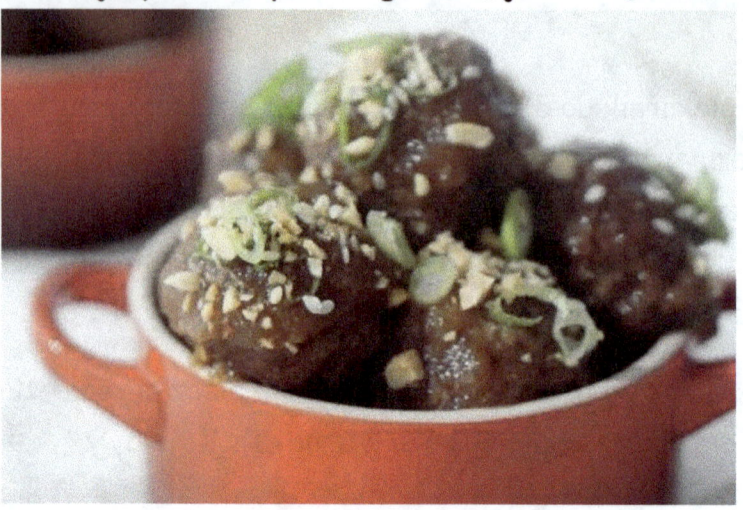

Porcje: 24

Składniki:

Do klopsików

- ½ funta pieczarek cremini, grubo posiekanych (bez szypułek)
- 1 szklanka płatków zbożowych All-Bran Original
- 1 kg ekstra chudego mielonego indyka
- 1 jajko
- 1 ząbek czosnku, drobno posiekany
- ½ łyżeczki prażonego oleju sezamowego
- 1 łyżeczka sosu sojowego o niskiej zawartości sodu
- 2 łyżki drobno posiekanej kolendry
- 2 łyżki zielonej cebuli, drobno posiekanej
- ¼ łyżeczki soli
- ¼ łyżeczki pieprzu

Do sosu i dekoracji

- ¼ szklanki sosu hoisin
- ¼ szklanki octu z wina ryżowego

- 1 szklanka niesłodzonego musu jabłkowego
- 2 łyżki masła jabłkowego
- 1 łyżka sosu sojowego o niskiej zawartości sodu
- 1 łyżeczka oleju sezamowego

Opcjonalne dodatki

- Orzeszki ziemne, kruszone
- Cebula zielona, cienko pokrojona
- ziarenka sezamu

Wskazówki:

Na klopsiki:

a) Rozgrzej piekarnik do 400 F i wyłóż dużą blachę do pieczenia pergaminem lub silpatem.

b) Używając robota kuchennego, rozdrabniaj grzyby, aż osiągną konsystencję przypominającą mielenie. Przełóż do miski.

c) Dodaj All-Bran do robota kuchennego i miksuj, aż stanie się proszkiem. Dodaj do miski.

d) Wymieszaj indyka, jajko, czosnek, prażony olej sezamowy, sos sojowy, kolendrę, zieloną cebulkę, sól i pieprz. Zwiń w 24 kulki i umieść na blasze do pieczenia.

e) Piecz przez 15-18 minut lub do zrumienienia na zewnątrz i upieczone w środku.

Na sos i przystawkę:

f) Na dużej patelni wymieszaj sos hoisin, ocet, mus jabłkowy, mus jabłkowy, sos sojowy i olej sezamowy i duś na średnim ogniu, aż w pełni się połączą i zgęstnieją.

Złożyć:

g) Gdy klopsiki będą ugotowane, wrzuć je na patelnię z sosem i wymieszaj, aż będą dobrze pokryte.

h) W razie potrzeby udekoruj pokruszonymi orzeszkami ziemnymi, sezamem i pokrojoną w plasterki zieloną cebulką.

45. Smażona dynia żołędziowa z klopsikami z kurczaka

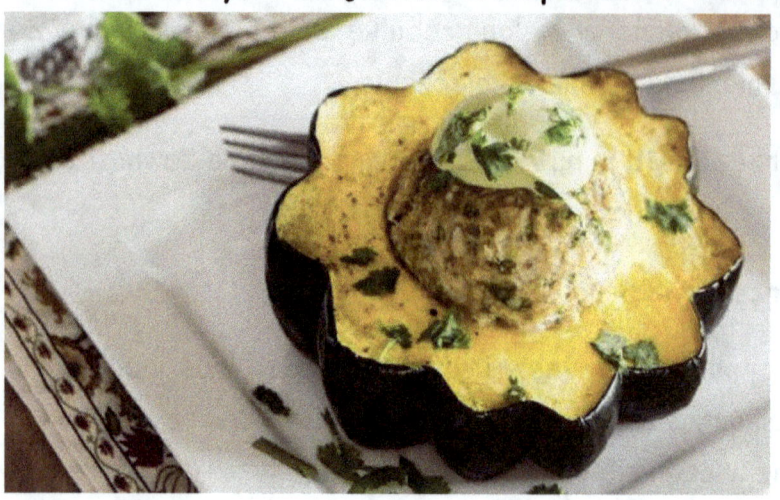

Porcje: 4

Składniki:

- 2 dynie żołędziowe
- 1 łyżka oliwy z oliwek
- Sól morska i świeżo zmielony pieprz
- 3 ząbki czosnku, posiekane
- 3 cebule, grubo posiekane
- 1 szklanka liści kolendry (bez szypułek)
- 1 lb. ekstra chudy mielony kurczak
- 2 łyżeczki mielonego kminku
- ¼ szklanki panko
- ¼ do ½ szklanki Wylęgaj zielone papryczki chilli, posiekane
- 2 łyżki orzeszków piniowych
- ¼ szklanki sera Cotija – rozdrobnionego (opcjonalnie)
- 1 awokado bez skórki i pestki
- 2 łyżki jogurtu naturalnego
- 1 łyżka majonezu z oliwą z oliwek

- W razie potrzeby rozcieńczyć maślankę
- Dodatkowa kolendra do dekoracji

Wskazówki:

a) Rozgrzej piekarnik do 400 stopni (375 stopni w piecu konwekcyjnym). Ostrożnie odetnij oba końce dyni. Pokrój pozostały kawałek na okrążenia od $1\frac{1}{2}$ do 3 cali, które mogą składać się z 2 lub 3 części. Ułożyć na blasze do pieczenia, posmarować oliwą i doprawić solą i pieprzem. Umieść na środku nagrzanego piekarnika na 15 do 20 minut, przygotowując nadzienie.

b) W misce malaksera dodaj czosnek, cebulę i kolendrę. Pulsować kilka razy, aż zostaną drobno posiekane, ale nie puree.

c) Dodaj mieszankę kolendry do dużej miski z mielonym kurczakiem. Dodaj kminek i panko. Dobrze wymieszać. Ręce działają najlepiej! Jeśli używasz, wymieszaj z zielonym pieprzem, orzeszkami pinii i szczypiorkiem. Nie przesadzaj, ale spróbuj dodać do mieszanki z kurczakiem. Uformuj 4-5 kulek w zależności od liczby plasterków dyni żołędziowej i Twoich preferencji.

d) Wyjmij dynię z piekarnika. Umieść klopsik na środku każdego plasterka. Wróć do piekarnika na kolejne 25 minut. Czas zależy od wielkości twoich klopsików. Jeśli wbijesz widelec w klopsik, powinien być dość twardy, a dynia powinna być dość miękka.

e) Podczas gdy klopsiki i kabaczek się gotują, połącz awokado, jogurt, majonez, sól i pieprz w blenderze lub robocie kuchennym. Miksuj do uzyskania gładkości. Sprawdź przyprawę. Dodaj maślankę do pożądanej konsystencji. Podoba mi się trochę luźniejszy niż majonez – gęsty, nie płynny!

f) Gdy wszystko będzie gotowe do podania, na każdą porcję połóż porcję kremu z awokado i udekoruj kolendrą. Cieszyć się!

46. klopsiki z kurczaka z grilla w miodzie

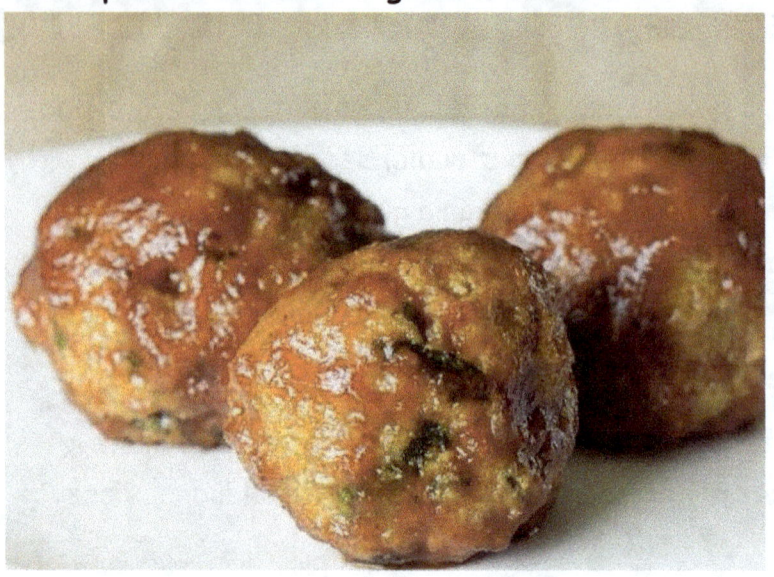

Porcje: 4

Składniki:

Do klopsików

- 1 lb. mielony kurczak
- 1 szklanka bułki tartej
- ¼ szklanki cienko pokrojonej zielonej cebuli
- 2 duże jajka, ubite
- 2 łyżki posiekanej świeżej natki pietruszki z płaskimi liśćmi
- 1 łyżeczka mielonego czosnku
- ½ łyżeczki soli
- ¼ łyżeczki mielonego czarnego pieprzu

Do sosu grillowego

- 1 puszka (8 uncji) sosu pomidorowego
- ¼ szklanki miodu
- 1 łyżka sosu Worcestershire
- 1 łyżka octu z czerwonego wina
- ½ łyżeczki proszku czosnkowego

- $\frac{1}{2}$ łyżeczki soli
- $\frac{1}{8}$ łyżeczka mielonego czarnego pieprzu

Wskazówki:

a) Rozgrzej piekarnik do 400 stopni F. Wyłóż blachę do pieczenia folią aluminiową i spryskaj sprayem do gotowania.

b) Przygotuj klopsiki. W dużej misce dodaj wszystkie składniki bułki tartej i delikatnie wymieszaj rękami. Nie mieszaj zbyt mocno, ponieważ spowoduje to powstanie twardych klopsików.

c) Użyj rąk, aby rozwałkować 12-14 placków wielkości piłki golfowej i połóż je na blasze do pieczenia.

d) Piecz przez 15 minut lub do momentu, gdy klopsiki się ugotują.

e) W międzyczasie przygotuj sos barbecue. W średniej misce wymieszaj wszystkie składniki sosu, aż dobrze się połączą. Przełóż sos do dużego garnka. Zmienić ogień na średni i gotować na wolnym ogniu przez 7-8 minut, od czasu do czasu mieszając. Sos zacznie gęstnieć.

f) Zmniejszyć ogień do niskiego poziomu. Dodaj ugotowane klopsiki do sosu i delikatnie wymieszaj, aby obtoczyć klopsiki. Gotuj klopsiki w sosie przez 5 minut, od czasu do czasu mieszając.

47. Klopsiki z indyka ze słodkich ziemniaków

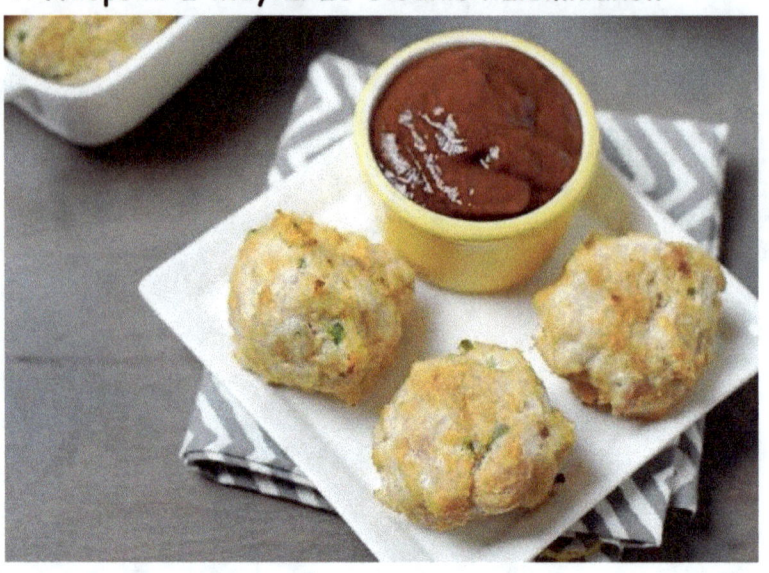

Porcje: 16

Składniki:

- 1 kilogram mielonego indyka
- 1 szklanka gotowanych słodkich ziemniaków, puree
- 1 jajko
- 2 ząbki czosnku, posiekane
- 1-2 jalapenos, posiekane
- 1/2 szklanki mąki migdałowej (lub bułki tartej)
- 1/2 szklanki cebuli pokrojonej w kostkę
- 2 paski boczku, pokrojone w kostkę

Wskazówki:

a) Połącz wszystkie składniki w dużej misce.

b) Dobrze wymieszaj i uformuj kulki (zrobiłam około 16).

c) Piec w temperaturze 400 stopni przez 18-20 minut (lub do osiągnięcia temperatury wewnętrznej 165 stopni), obracając raz.

BOGATA W BIAŁKO

48. Łatwa meksykańska sałatka z ciecierzycy

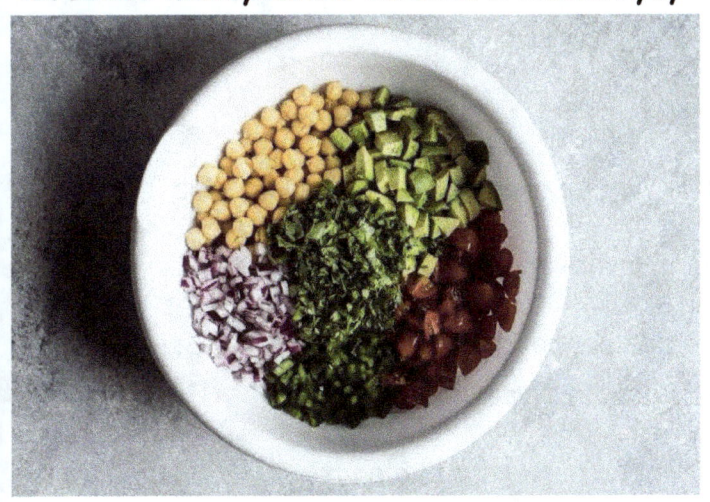

Nosisz 4.

Składniki

- 19 uncji puszki ciecierzycy, opłukanej i odsączonej
- 1 duży pomidor, posiekany
- 3 całe zielone cebule, pokrojone w plastry LUB Szklanka czerwonej cebuli pokrojonej w kostkę
- 1/4 szklanki drobno posiekanej kolendry (świeża kolendra)
- 1 awokado, pokrojone w kostkę (opcjonalnie)
- 2 łyżki oliwy warzywnej lub oliwy
- 1 łyżka soku z cytryny
- 1 łyżeczka kminku
- 1/4 łyżeczki chili w proszku
- 1/4 łyżeczki soli

Wskazówki

a) W misce wymieszaj olej, sok z cytryny, kminek, chili w proszku i sól.

b) Dodaj ciecierzycę, pomidory, cebulę, kolendrę i wymieszaj, aż się połączą.

c) Jeśli używasz awokado, dodaj tuż przed podaniem. Można go przechowywać w lodówce do 2 dni.

49. Cannelloni z tofu i szpinakiem

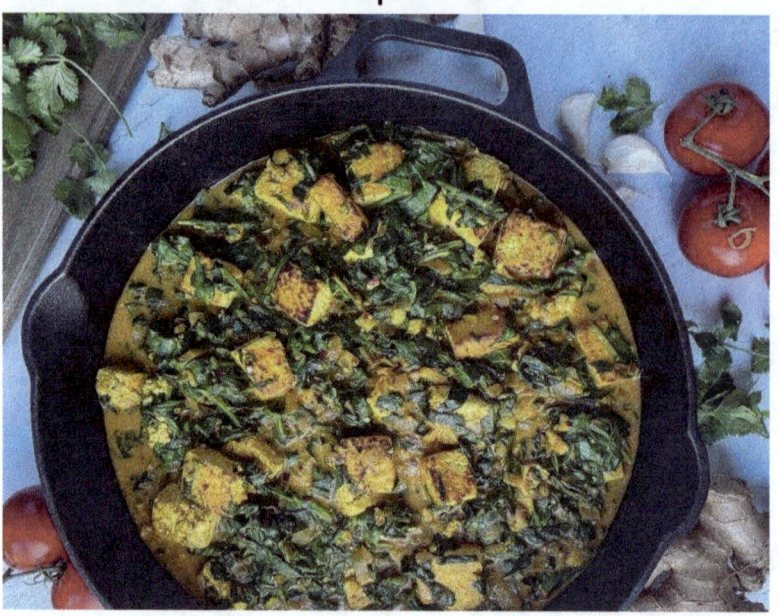

Porcje 3-4

Składniki

- 8 makaronów cannelloni/manicotti (w razie potrzeby bezglutenowe), gotowane al dente
- 1 16 uncji słoik z ulubionym sosem do makaronu
- 2 łyżki oliwy z oliwek
- 1 średnia cebula, posiekana
- 1 1 uncja opakowanie mrożonego szpinaku, rozmrożonego i posiekanego – lub 1 torebka świeżego szpinaku, posiekanego
- 16 uncji. jędrne lub jedwabiste tofu
- 1/2 szklanki nerkowców, namoczonych, odsączonych i drobno zmielonych (opcjonalnie)
- 1/4 szklanki posiekanej marchewki (opcjonalnie)
- 2 łyżki soku z cytryny
- 1 ząbek czosnku, posiekany
- 1 łyżka drożdży odżywczych
- 1 łyżeczka soli
- 1/4 łyżeczki czarnego pieprzu

- Rozdrobniony ser wegański, taki jak Daiya (opcjonalnie)

Wskazówki

a) Na patelni nieprzywierającej podsmaż cebulę na oleju, aż będzie przezroczysta. Dodaj szpinak i wyłącz ogień.

b) W misce wymieszaj tofu, orzechy nerkowca (jeśli używasz), marchewkę, sok z cytryny, czosnek, drożdże odżywcze, sól i pieprz.

c) Dodaj mieszankę szpinaku z cebulą do mieszanki tofu i mieszaj, aż dobrze się połączą.

d) Rozgrzej piekarnik do 350F. Cienką warstwę sosu do makaronu wylać na dno patelni 9×133.

e) Napełnij każdą ugotowaną skorupkę nadzieniem za pomocą małej łyżki. Wyłożyć nadziewane muszle na patelnię i przykryć pozostałym sosem do makaronu.

f) Przykryj patelnię folią, aby zapobiec wysychaniu skórek.

g) Piecz przez około 30 minut lub aż będzie musujące.

h) Jeśli dodajesz wegański ser, posyp go po wierzchu przez ostatnie 2 minuty w piekarniku.

50. Zupa z soczewicy z kokosowym curry

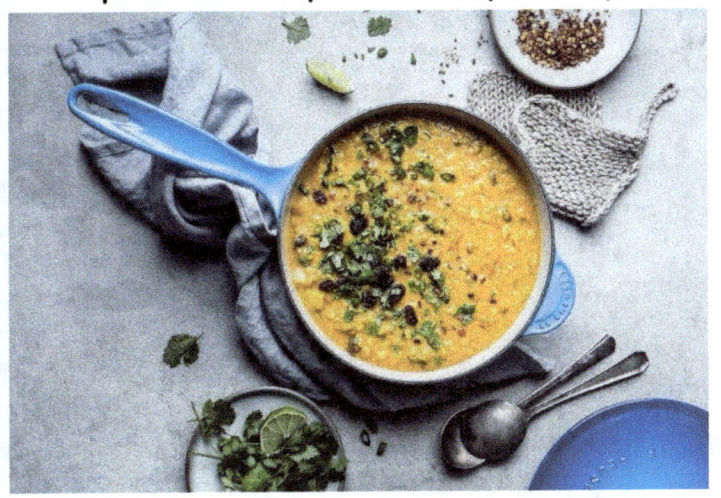

serwuje 4.

Składniki

- 1 łyżka oleju kokosowego (lub oliwy z oliwek)
- 1 duża cebula, posiekana
- 2 ząbki czosnku, posiekane
- 1 łyżka świeżego imbiru, posiekanego
- 2 łyżki koncentratu pomidorowego (lub ketchupu)
- 2 łyżki curry w proszku
- 1/2 łyżeczki płatków czerwonej papryki
- 4 szklanki bulionu warzywnego
- 1 puszka 400 ml mleka kokosowego
- 1 puszka 400 g pokrojonych w kostkę pomidorów
- 1.5 filiżanek suszonej czerwonej soczewicy
- 2-3 garście kapusty lub posiekanego szpinaku
- Sól i pieprz do smaku
- Dekoracja: posiekana kolendra (świeża kolendra) i/lub wegańska kwaśna śmietana

Wskazówki

a) W garnku rozgrzej olej kokosowy na średnim ogniu i smaż cebulę, czosnek i imbir, aż cebula będzie przezroczysta, kilka minut.

b) Dodaj koncentrat pomidorowy (lub ketchup), curry i płatki czerwonej papryki i gotuj jeszcze minutę.

c) Dodaj wywar warzywny, mleko kokosowe, pokrojone w kostkę pomidory i soczewicę. Przykryj i zagotuj, a następnie gotuj przez 20-30 minut, aż soczewica będzie bardzo miękka. Dopraw solą i pieprzem.

d) {Make Ahead: Można schładzać, zamrażać w hermetycznych pojemnikach i podgrzewać na średnim ogniu.}

e) Przed podaniem dodaj kapustę/szpinak i udekoruj kolendrą i/lub kremem wegańskim.

51. Quinoa z indyjskim curry

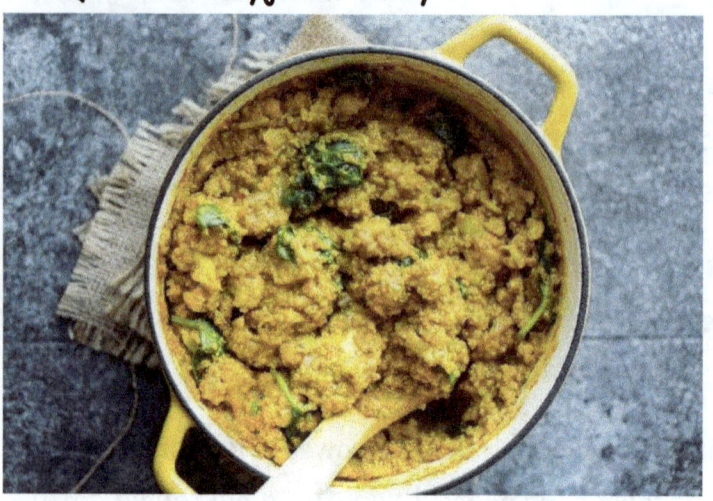

serwuje 4.

Składniki

- 1 szklanka quinoa, opłukana i odsączona
- 1 puszka (400 ml) mleka kokosowego
- 1 puszka (400ml) pokrojonych w kostkę pomidorów
- 3 łyżki curry w proszku
- 2 łyżki ketchupu lub pasty pomidorowej
- 2 łyżki oleju kokosowego (lub innego oleju roślinnego)
- 1 duża cebula
- 1 ząbek czosnku, posiekany
- 1 marchewka, pokrojona w kostkę
- 1 puszka (400g) ciecierzycy, odsączonej
- 2 duże garście posiekanego szpinaku lub jarmużu
- 1/2 łyżeczki mielonej czerwonej papryczki chili sól i pieprz kolendra (świeża kolendra)

Wskazówki

a) W średnim rondlu wymieszać komosę ryżową, mleko kokosowe, pokrojone w kostkę pomidory (z sokiem), curry i ketchup/pastę pomidorową i zagotować. Zmniejsz ogień do najniższego ustawienia, przykryj patelnię i gotuj na wolnym ogniu, aż quinoa będzie gotowa, około 15 minut.

b) Podczas gotowania komosy ryżowej: Na patelni rozgrzej olej na średnim ogniu i usmaż czosnek i cebulę, aż będą przezroczyste.

c) Dodaj marchewkę i smaż przez kilka minut.

d) Dodaj ciecierzycę i gotuj jeszcze przez kilka minut.

e) Dodaj szpinak/szalotkę i smaż około minuty, aż zmiękną.

f) Przed podaniem wymieszaj warzywa z komosą ryżową, dopraw solą, pieprzem i pokruszonym czerwonym chilli i udekoruj kolendrą.

52. Grillowane warzywa na puree z białej fasoli

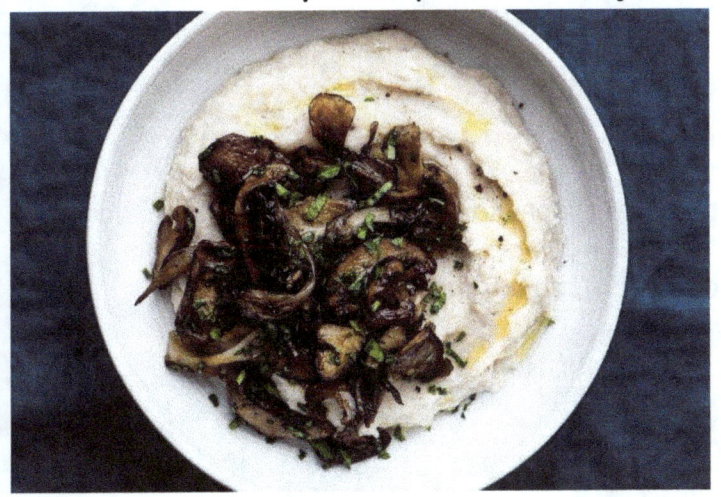

serwuje 2.

Składniki

- 1 czerwona papryka (papryka), posiekana i poćwiartowana
- 1 bakłażan (bakłażan), pokrojony wzdłużnie
- 2 cukinie (cukinia) pokrojone wzdłuż
- 2 łyżki oliwy z oliwek

Za Masz

- 410g fasoli z puszki, odsączonej (ja używam Cannellini lub białej fasoli)
- 1 ząbek czosnku, zmiażdżony
- 100 ml zupy jarzynowej
- 1 łyżka posiekanej kolendry (kolendra)
- Cytryny do podania

Wskazówki

a) Rozgrzej grill. Warzywa ułożyć na patelni grillowej i lekko posmarować olejem. Grilluj do lekkiego zrumienienia, odwróć, ponownie posmaruj olejem, a następnie grilluj do miękkości.

b) W międzyczasie umieść fasolę na małym rondlu z czosnkiem i bulionem. Doprowadzić do wrzenia, a następnie gotować na wolnym ogniu przez 10 minut.

c) Zmiażdżyć tłuczkiem do ziemniaków, dodając trochę wody lub więcej bulionu, jeśli zacier wydaje się zbyt suchy. Warzywa i puree podzielić na 2 talerze, skropić pozostałym olejem i posypać czarnym pieprzem i kolendrą. Dodaj ćwiartkę cytryny do każdego talerza i podawaj.

53. Seitan pieczony w piekarniku

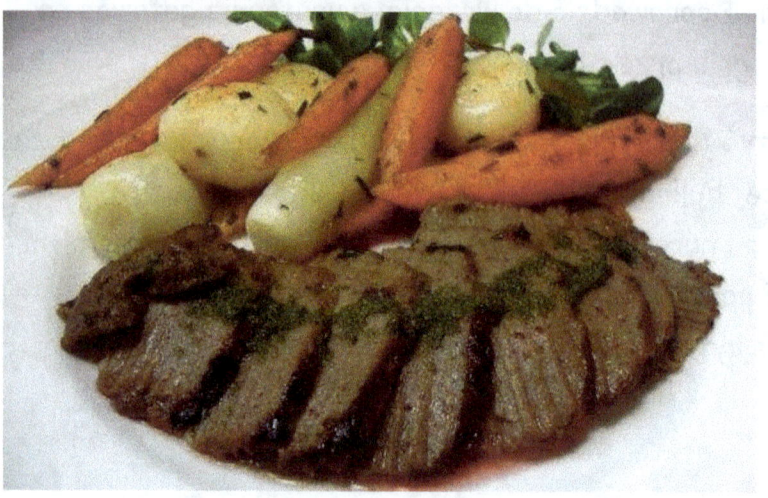

Składniki:

- 1 szklanka witalnego glutenu pszennego.
- 3 łyżki drożdży odżywczych.
- 1 łyżeczka wędzonej papryki.
- 1 łyżeczka suszonego tymianku lub 1 świeży tymianek wiosenny.
- 1 łyżeczka suszonego rozmarynu.
- 1 łyżka czosnku w proszku.
- 1 łyżeczka soli morskiej.
- 1/4 łyżeczki suszonej szałwii.
- 1 łyżka wegańskiego sosu Worcestershire.
- 1 łyżka sosu BBQ bez cukru.
- 2 łyżki płynnego aminokwasu (lub sosu sojowego).
- 1 szklanka bulionu warzywnego.
- 4 szklanki bulionu warzywnego, aby ugotować seitan.

WSKAZÓWKI:

a) Wymieszaj suche składniki aktywne w jednej misce, a mokre składniki w drugiej misce.
b) Mokre połączyć z suchym i zagnieść na „ciasto".

c) Wyrabiaj to ciasto przez około 5 minut lub do momentu aktywacji glutenu.
d) Zagotuj około 4 szklanki bulionu warzywnego na średnim ogniu.
e) Większość potraw wymaga owinięcia seitan w plastikową folię przed gotowaniem, ale to tylko po to, aby zachować jej kształt, a my lubimy nasze rustykalne i pełne smaku wywaru warzywnego.
f) Po prostu rozwałkuj ciasto seitan na kłodę i gotuj w garnku z bulionem warzywnym przez 45 minut.
g) Po 45 minutach rozgrzej piekarnik do 350 ° F i piecz seitan na blasze do pieczenia przez 20 minut, odwracając po 10 minutach.

54. Tofu z ciecierzycą

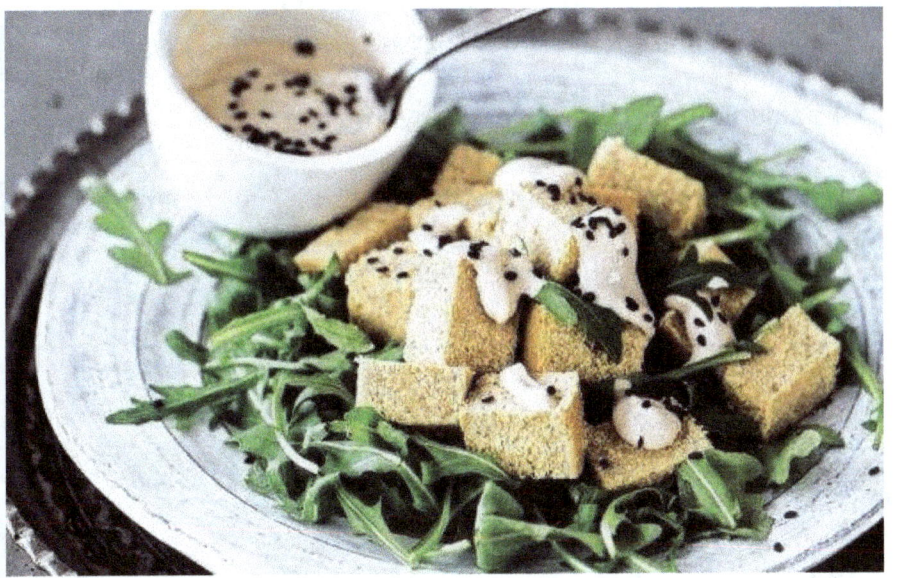

Składniki na tofu z ciecierzycą:

- 2 szklanki mąki z fasoli garbanzo.
- 1/4 szklanki drożdży dietetycznych.
- 2 łyżeczki mielonego kminku.
- 1/2 łyżeczki proszku czosnkowego.
- 1 łyżeczka świeżo zmielonego czarnego pieprzu.
- 1/4 łyżeczki pieprzu cayenne.
- 1 łyżka oleju kokosowego lub oliwy z oliwek.
- 1 1/2 łyżeczki soli.

Na sos tahini:

- 1/4 szklanki tahini.
- 1 ząbek czosnku, zmielony.
- 1 łyżeczka octu jabłkowego.
- Świeżo zmielony czarny pieprz.
- 1 łyżka czarnego sezamu.

Wskazówki:

a) Rozgrzej piekarnik do 400 ° C. W dużej misce połącz wszystkie składniki tofu z ciecierzycy z 3/4 szklanki wody i dobrze wymieszaj.

b) Blachę wyłożyć papierem do pieczenia i zebrać ciasto.

c) Piecz przez 20 minut lub do momentu, aż wykałaczka umieszczona na środku wyjdzie czysta.

d) Wyjmij z piekarnika, ostudź całkowicie i pokrój na małe kawałki.

e) W osobnej misce wymieszaj aktywne składniki sosu tahini i 2 łyżki wody (dodaj więcej wody, jeśli tahini jest zbyt gęsta).

f) Podawaj tofu z ciecierzycy na rukoli, polane sosem tahini.

55. Tofu gotowane

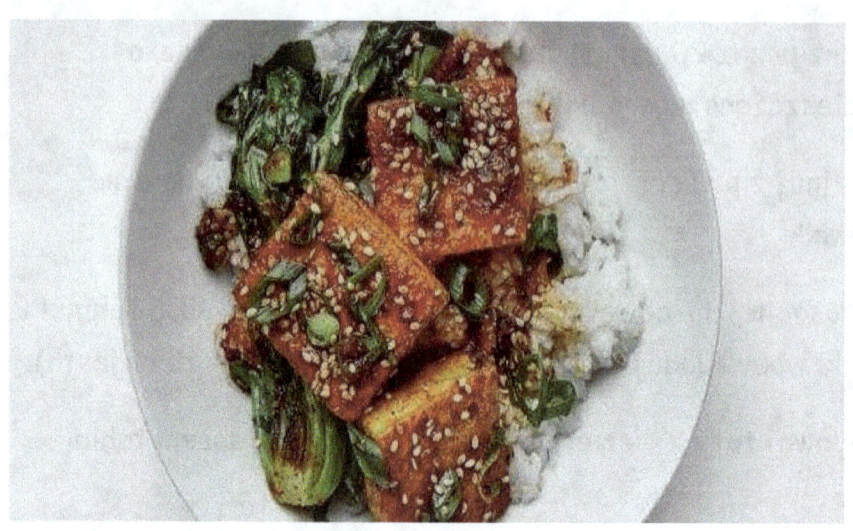

Składniki:

- 1 cebula pokrojona w cienkie plasterki.
- 1 14-uncjowy blok twardego tofu, pokrojony na 16 kwadratów.
- 1 łyżka cukru.
- 1/2 -1 łyżki koreańskiego proszku chili.
- 3 łyżki sosu sojowego.
- 4 łyżki sake.
- 1 cebula pokrojona w cienkie plasterki.
- Prażone nasiona sezamu.

Wskazówki:

a) Plastry cebuli przełożyć na nieprzywierającą patelnię lub patelnię, a następnie wyłożyć kawałkami tofu.

b) Dodać cukier, koreańskie chili w proszku, sos sojowy i sake. Ułóż na wierzchu plasterki tofu.

c) Przykryj patelnię pokrywką. Zwiększ ogień i gotuj, aż się zagotuje. Zmienić ogień na średni i gotować przez kolejne 5 minut, podlewając kilka razy sosem.

d) Zdejmij pokrywkę, zwiększ ogień i gotuj, aż sos zredukuje się do minimum.

e) Wyłączyć ogień, przełożyć na półmisek, udekorować mgiełką i sezamem. Natychmiast podawaj.

56. Tempeh Pikantne z Masłem Orzechowym

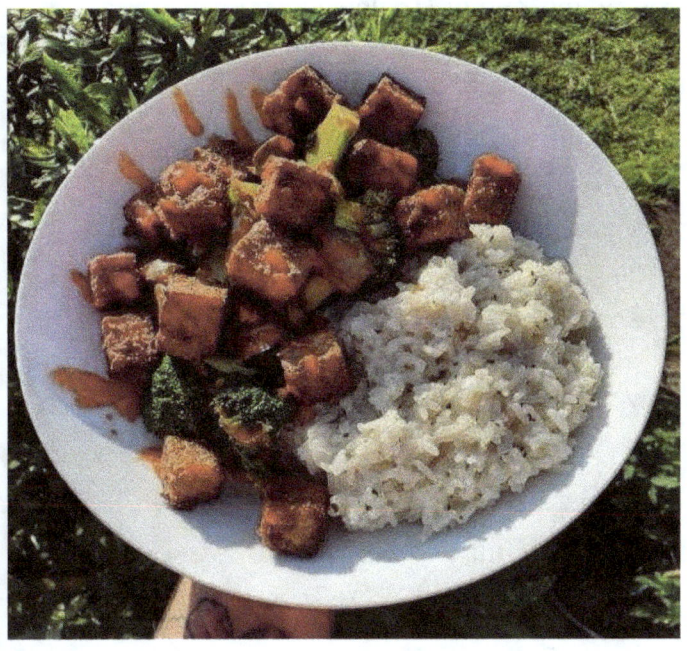

Składniki:

- 22 uncje tempeh, pokrojone w 1-calową kostkę.
- 6,5 uncji dzikiego ryżu, niegotowanego.
- Olej kokosowy w sprayu.

S.O.S:

- 4 łyżki masła orzechowego.
- 4 łyżki sosu sojowego (niskosodowego).
- 4 łyżki cukru kokosowego.
- 2 łyżki czerwonego sosu chili.
- 2 łyżeczki octu ryżowego.
- 2 łyżki imbiru.
- 3 ząbki czosnku (lub pasty czosnkowej).
- 6 łyżek wody.

Kapusta:

- 5 uncji fioletowej kapusty, posiekanej/drobno posiekanej.
- 1 limonka, tylko sok.
- 2 łyżeczki bezpszczelego miodu z agawy/jabłka.
- 3 łyżeczki oleju sezamowego.

- Uszczelka:
- Zielona cebula, posiekana.

Wskazówki:

a) Wymieszaj wszystkie składniki na pikantny sos z orzeszków ziemnych.

b) Pokrój tempeh na 1-calową (2,5 cm) kostkę.

c) Sos dodajemy do tempeh, mieszamy, przykrywamy i marynujemy w lodówce na 2-3 godziny lub najlepiej na całą noc. Tempeh rzeczywiście dobrze wchłania smaki marynaty.

d) Rozgrzej piekarnik do 375°F/190°C, ugotuj ryż zgodnie z instrukcją na opakowaniu.

e) Tempeh ułożyć na płaskiej, nieprzywierającej blasze, skropić odrobiną oleju kokosowego, piec w piekarniku przez 25-30 minut. Zachowaj pozostałą marynatę do podania.

f) Wszystkie składniki kapusty wymieszać w misce i odstawić do zamarynowania.

57. Sałatka z tuńczyka z wędzoną ciecierzycą

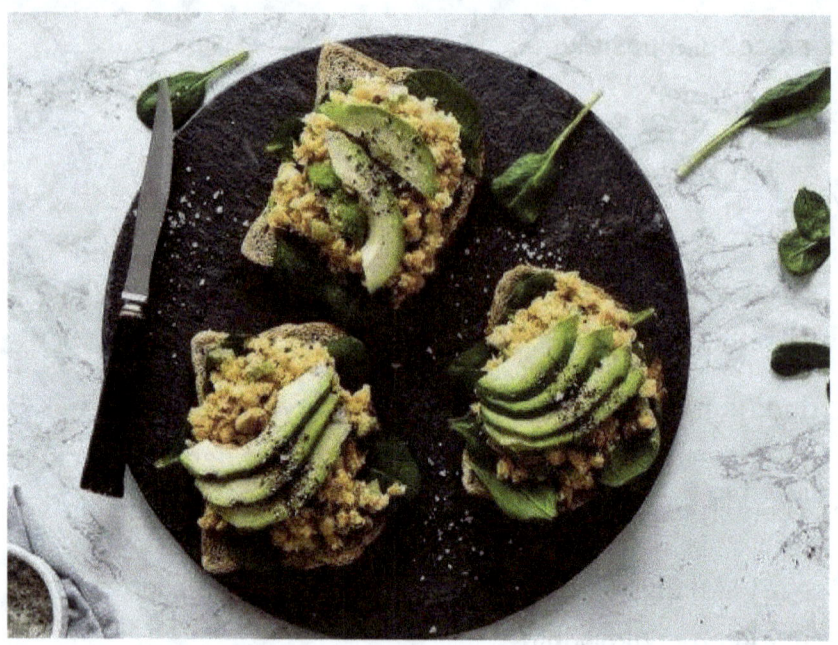

tuńczyk z ciecierzycy:

- 15 uncji ciecierzycy gotowanej w puszkach lub w inny sposób.
- 2-3 łyżki bezmlecznego jogurtu naturalnego lub wegańskiego majonezu.
- 2 łyżeczki musztardy Dijon.
- 1/2 łyżeczki mielonego kminku.
- 1/2 łyżeczki wędzonej papryki.
- 1 łyżka świeżego soku z cytryny.
- 1 łodyga selera naciowego.
- 2 pokrojone borowiki.
- Sól morska do smaku.

Montaż kanapek:

- 4 kawałki chleba żytniego lub kiełkującego chleba pszennego.
- 1 szklanka młodego szpinaku.
- 1 pokrojone lub pokrojone w kostkę awokado.
- Sól + pieprz.

Wskazówki:

a) W robocie kuchennym zmiel ciecierzycę, aż będą przypominać grubą, kruchą konsystencję. Włóż ciecierzycę do średniej wielkości miski i dodaj pozostałe składniki aktywne, mieszając, aż dobrze się połączą. Dopraw do smaku dużą ilością soli morskiej.

b) Na każdą kromkę chleba połóż młody szpinak; dodaj kilka stosów sałatki z tuńczyka i ciecierzycy, równomiernie rozprowadzając. Na wierzch połóż plastry awokado, kilka ziaren soli morskiej i świeżo zmielony pieprz.

58. Tajska sałatka z komosy ryżowej

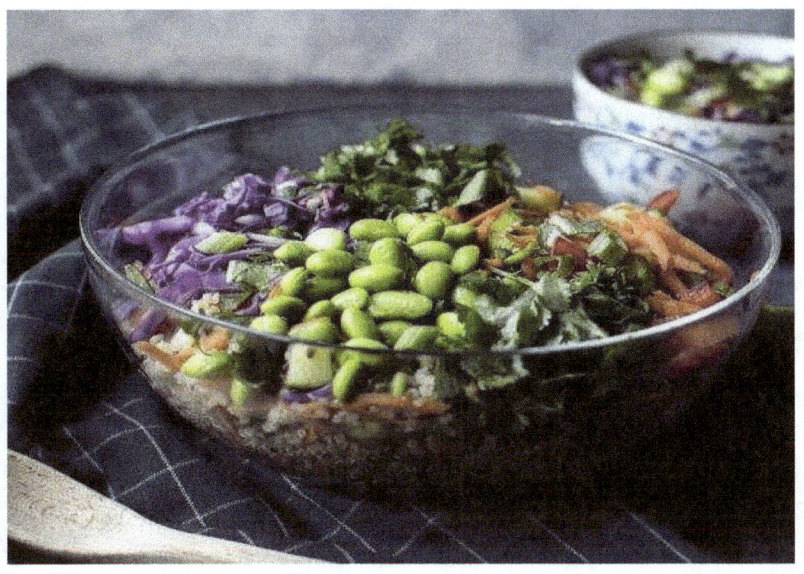

Na sałatkę:

- 1/2 szklanki gotowanej komosy ryżowej
- 3 łyżki startej marchewki.
- 2 łyżki czerwonej papryki, drobno posiekanej.
- 3 łyżki ogórka, drobno posiekanego.
- 1/2 szklanki edamame
- 2 herbaty, drobno posiekane.
- 1/4 szklanki czerwonej kapusty, drobno posiekanej.
- 1 łyżka kolendry, drobno posiekanej.
- 2 łyżki prażonych, posiekanych orzeszków ziemnych (opcjonalnie).
- Sól.

Tajski Sos Orzechowy:

- 1 łyżka naturalnie kremowego masła orzechowego.
- 2 łyżeczki sosu sojowego z odrobiną soli.
- 1 łyżeczka octu ryżowego.
- 1/2 łyżeczki oleju sezamowego.
- 1/2 - 1 łyżeczka sosu sriracha (opcjonalnie).

- 1 ząbek czosnku, drobno posiekany.
- 1/2 łyżeczki startego imbiru.
- 1 łyżeczka soku z cytryny.
- 1/2 łyżeczki nektaru z agawy (lub miodu).

Wskazówki:

a) Połącz wszystkie składniki dressingu w małej misce i mieszaj, aż dobrze się połączą.

b) Połącz komosę ryżową z warzywami w misce. Dodaj dressing i dobrze wymieszaj, aby połączyć.

c) Posyp prażonymi orzechami laskowymi i podawaj!

59. Turecka sałatka z fasoli?

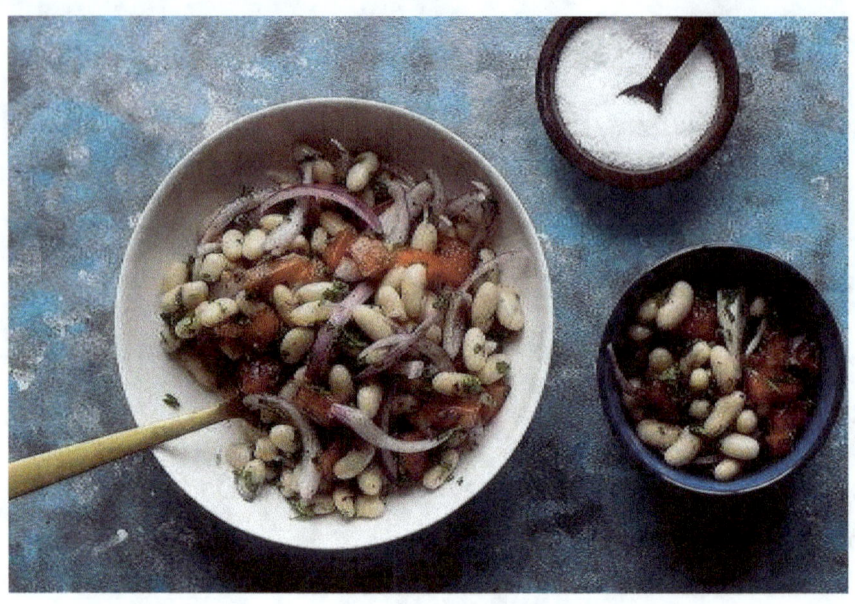

Na sałatkę:

- 1 1/2 szklanki ugotowanej białej fasoli.
- 1/2 szklanki posiekanych pomidorów.
- 1/2 szklanki pokrojonego ogórka.
- 2 zielone papryki, pokrojone w plastry.
- 1/4 szklanki posiekanej natki pietruszki.
- 1/4 szklanki świeżo posiekanego koperku.
- 1/4 szklanki pokrojonej zielonej cebuli.
- 4 jajka na twardo.

ubieranie się

- 2 szklanki ciepłej wody.
- 2 czerwone cebule, pokrojone w cienkie plasterki.
- 1 łyżka soku z cytryny.
- 1 łyżeczka octu.
- 1 łyżeczka soli.
- 1 łyżeczka sumaka.

Wskazówki:

a) W dużej misce połącz wszystkie składniki sałatki z wyjątkiem jajek.

b) Ubij wszystko na dressing i polej sałatkę. Dobrze wymieszaj i posyp jajkami pokrojonymi w plasterki lub połówkami.

c) Pokrojoną w plastry cebulę wrzuć do bardzo gorącej wody, gotuj przez minutę i przełóż do bardzo zimnej wody, aby przerwać gotowanie. Pozostaw je w zimnej wodzie na kilka minut i dobrze odsącz.

d) Wymieszaj sok z cytryny, sól, ocet i sumak i zalej odsączoną cebulę. Wszystko jest gotowe do użycia w 5 do 10 minut. Im dłużej czeka, tym jaśniejszy kolor.

e) Dodaj czerwoną cebulę do mieszanki sałat i dobrze ją podrzuć. Zostaw trochę cebuli na wierzch.

f) Sałatkę podzielić na półki i posypać czerwoną cebulą.

60. Miski warzywne i quinoa

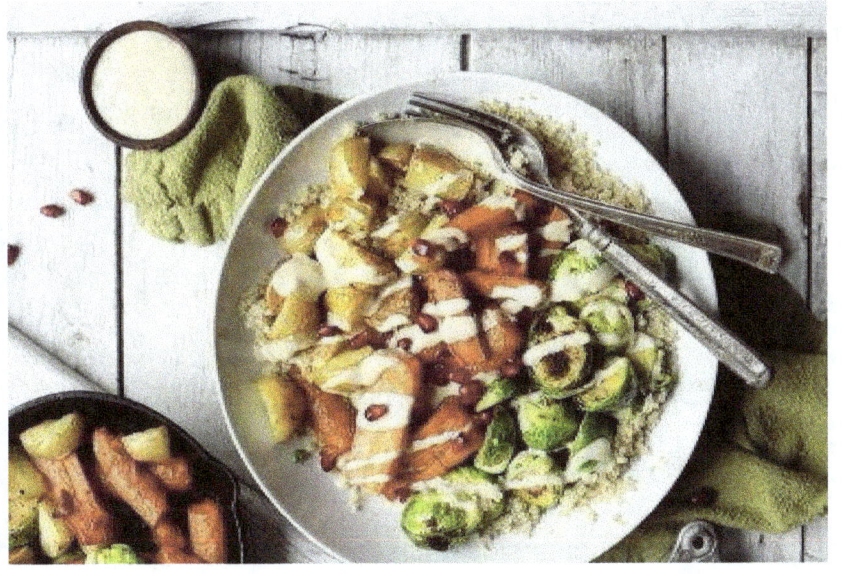

Warzywa:

- 4 średnie całe marchewki.
- 1 1/2 szklanki żółtych młodych ziemniaków pokrojonych w ćwiartki.
- 2 łyżki syropu klonowego.
- 2 łyżki oliwy z oliwek.
- 1 zdrowa szczypta soli morskiej + pieprzu czarnego.
- 1 łyżka świeżego rozmarynu pokrojonego w plastry.
- 2 szklanki brukselki przeciąć na pół.

Komosa ryżowa:

- 1 szklanka dobrze wypłukanej białej komosy ryżowej + odsączone.
- 1 3/4 szklanki wody.
- 1 szczypta soli morskiej.

S.O.S:

- 1/2 szklanki tahini.
- 1 średnia cytryna, sok (skórka - 3 łyżki lub 45 ml).
- 2-3 łyżki syropu klonowego.

Do opcjonalnego serwowania:

- Świeże zioła (pietruszka, tymianek i tak dalej).
- Pola granatu.

Wskazówki:

a) Rozgrzej piekarnik do 400 stopni F (204°C) i wyłóż blachę do pieczenia papierem do pieczenia

b) Dodać marchewki i ziemniaki do blachy i skropić połową syropu klonowego, połową oliwy z oliwek, solą, pieprzem i rozmarynem. Rzuć do integracji. Następnie piecz przez 12 minut.

c) W międzyczasie podgrzej patelnię na średnim ogniu. Po podgrzaniu dodaj wypłukaną komosę ryżową, aby lekko podsmażyć, a następnie dodaj wodę, aby odparować pozostałą wilgoć i wydobyć orzechowy smak.

d) Gotuj przez 2-3 minuty, często mieszając. Dodaj wodę i szczyptę soli. Na koniec przygotuj opatrunek.

e) Aby podać, podziel komosę ryżową i warzywa do misek do serwowania i posyp obficie sosem tahini. Udekoruj go różnymi dodatkami, takimi jak oczka granatu lub świeże zioła.

61. Tofu z masłem migdałowym

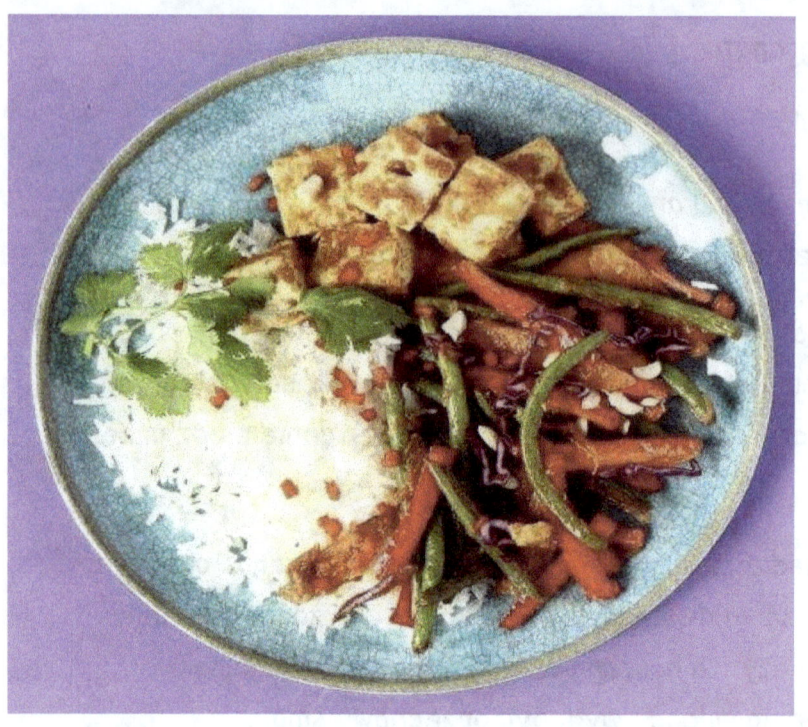

Składniki

- 1 dodatkowe opakowanie 12 uncji tofu dla zwierząt.
- 2 łyżki oleju sezamowego (podzielone).
- 4 łyżki tamari . o niskiej zawartości sodu
- 3 łyżki syropu klonowego.
- 2 łyżki masła migdałowego
- 2 łyżki soku z cytryny.
- 1-2 łyżeczki sosu chili czosnkowego

warzywa

- Ryż dziki, ryż biały lub ryż kalafiorowy.

Wskazówki:

a) Gdy piekarnik się nagrzeje, rozpakuj tofu i pokrój w drobną kostkę.

b) W międzyczasie do małej miski dodaj połowę oleju sezamowego, tamari, syrop klonowy, masło migdałowe, sok z cytryny i chili czosnek/płatki czerwonej papryki/tajski sos chili. Wymieszać do połączenia.

c) Dodaj upieczone tofu do masła migdałowego i sosu tamari i zamarynuj przez 5 minut, od czasu do czasu mieszając. Im dłużej marynuje, tym bardziej ekstremalny smak, ale uważam, że wystarczy 5-10 minut.

d) Rozgrzej dużą patelnię na średnim ogniu. Na gorąco dodaj tofu, pozostawiając większość marynaty.

e) Gotuj przez około 5 minut, mieszając od czasu do czasu, aż zbrązowieją ze wszystkich stron i lekko się skarmelizują. Zdjąć z patelni i odstawić.

f) Na patelnię dodaj pozostały olej sezamowy z marynaty.

62. Miska Buddy z ciecierzycą z komosy ryżowej

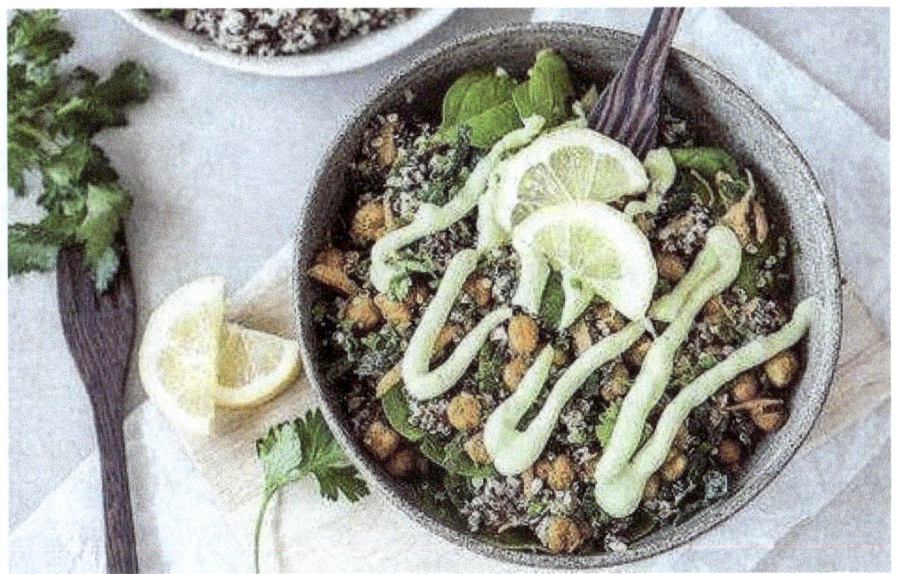

Ciecierzyca:

- 1 szklanka suchej ciecierzycy.
- 1/2 łyżeczki soli morskiej.

Komosa ryżowa:

- 1 łyżka oliwy z oliwek, oleju z pestek winogron lub awokado (lub kokosowego).
- 1 szklanka białej komosy ryżowej (dobrze wypłukana).
- 1 3/4 szklanki wody.
- 1 szczypta zdrowej soli morskiej.

Jarmuż:

- 1 duże opakowanie jarmużu kręconego

Sos tahini:

- 1/2 szklanki tahini.
- 1/4 łyżeczki soli morskiej.
- 1/4 łyżeczki proszku czosnkowego.
- 1/4 szklanki wody.
- Służyć:
- Świeży sok z cytryny.

Wskazówki:

a) Namocz ciecierzycę przez noc w zimnej wodzie lub użyj metody szybkiego namaczania: Dodaj opłukaną ciecierzycę do dużego garnka i przykryj 2 calami wody. Odcedź, spłucz i wrzuć z powrotem do garnka.

b) Aby ugotować namoczoną ciecierzycę, dodaj do dużego garnka i przykryj 2 calami wody. Doprowadzić do wrzenia, następnie zredukować do wrzenia, dodać sól i wymieszać, gotować bez przykrycia przez 40 minut - 1 godzinę 20 minut.

c) Skosztuj fasoli po 40 minutach, aby zobaczyć, jak delikatne są. Szukasz fasoli, która jest po prostu delikatna, z niewielkim kęsem, a skórki zaczną wykazywać oznaki łuszczenia. Gdy będzie gotowa, odsącz fasolę i odłóż ją na bok, posyp odrobiną soli.

d) Przygotuj dressing, łącząc tahini, sól morską i proszek czosnkowy w małej misce i mieszając, aby połączyć. Następnie dodawaj po trochu wodę, aż powstanie sypki sos.

e) Dodaj 1/2 cala wody do średniego rondla i zagotuj na średnim ogniu. Natychmiast zdejmij kapustę z ognia i przełóż do małej miski.

63. seitan parmezanu

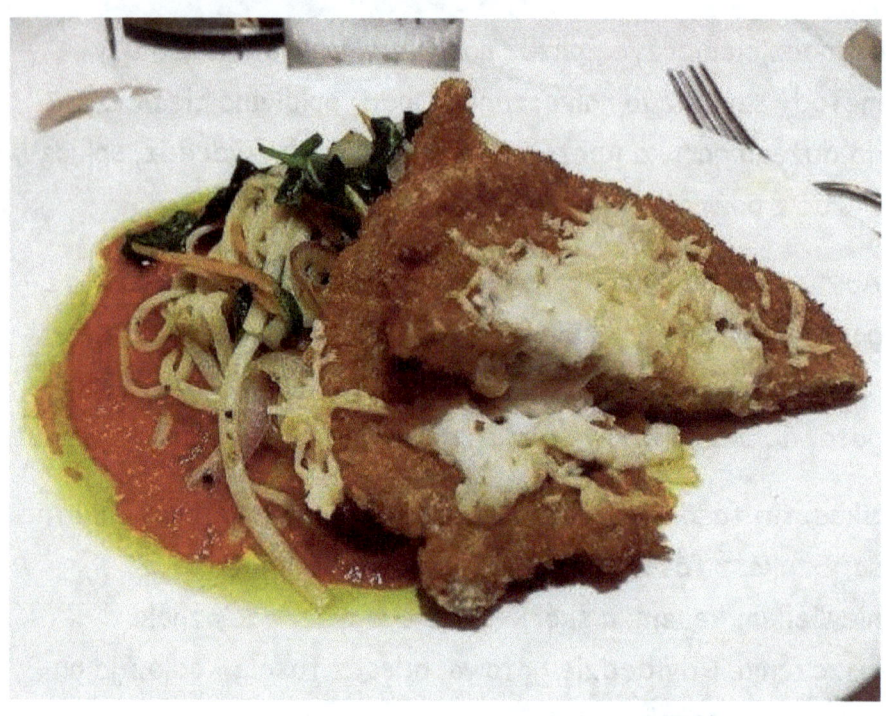

Składniki:

- 6 łyżek kluczowego glutenu pszennego.
- 1/2 łyżeczki cebuli w proszku.
- 1/4 łyżeczki ptasich ziół.
- 1/4 łyżeczki soli.
- 1 łyżka tahini.
- 5 łyżek wegańskiego bulionu z kurczaka.
- 1 wegański substytut jajka.
- 6 łyżek mąki.
- 1/4 łyżeczki cebuli w proszku.
- 1/4 łyżeczki proszku czosnkowego.
- 1/4 łyżeczki soli.
- Makaron do wyboru.
- Ulubiony sos do makaronu.
- Ser wegański, do podania.
- 1 duży orzech brazylijski na „parmezan".

Wskazówki:

a) Wymieszać: 6 łyżek kluczowego glutenu pszennego, 1/2 łyżeczki cebuli w proszku, 1/4 łyżeczki ziół drobiowych i 1/4 łyżeczki soli.

b) W osobnej misce wymieszaj: 1 łyżkę tahini i 5 łyżek wegańskiego wywaru z kurczaka lub wody.

c) Połącz rzędy 1 i 2, aż uzyskasz ciasto seitan. Wyrabiaj ciasto przez minutę.

d) Zalej wodą lub bulionem. Po zakończeniu użyj ręcznika papierowego, aby wypchnąć trochę wody z pasztecika.

e) Zrób wegańskie jajko zgodnie z instrukcją. Użyj trochę więcej wody, aby ciasto jajeczne było cieńsze.

f) Przygotuj mieszankę mąki: 6 łyżek mąki, 1/4 cebuli w proszku, 1/4 proszku czosnku i 1/4 soli.

g) Zanurz pasztecik seitan w mące, potem wegańskie ciasto jajeczne i jeszcze raz mąkę. Smażyć na wysokim/średnim ogniu na złoty kolor.

h) Podawać z makaronem, sosem i wegańskim serem. W razie potrzeby rozpuść wegański ser w ustawieniu „podpiekania". Ostrożnie zetrzyj orzech brazylijski na parmezan.

64. Placki z czerwonej soczewicy

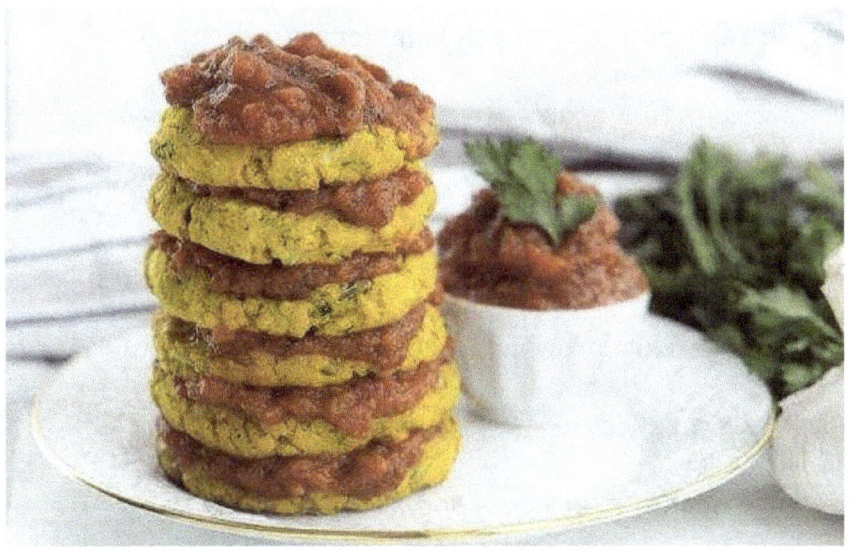

Do sosu pomidorowego:

- 1 puszka 14 uncji posiekanych pomidorów.
- Odrobina syropu z agawy.
- 1 łyżka oleju.
- 1 łyżeczka czerwonego, białego wina.
- Chili, suszone zioła prowansalskie i papryka do smaku.

Na klopsiki z soczewicy:

- 1 szklanka suchej czerwonej soczewicy.
- 1 1/2 szklanki plus 3 łyżki wody.
- 1 łyżeczka sproszkowanego bulionu warzywnego.
- 1 łyżeczka kurkumy.
- 1 cebula, pokrojona w kostkę.
- 1 ząbek czosnku, sprasowany.
- 1/2 łyżeczki kminku.
- 1 jajko lniane.
- 2 łyżki natki pietruszki.
- Sól i pieprz do smaku.
- Olej w razie potrzeby.

Aby zrobić sos pomidorowy:

a) Dodaj wszystkie składniki aktywne do garnka i zagotuj. Zmniejszyć ogień i gotować na wolnym ogniu przez około 30 minut, od czasu do czasu mieszając. Pozbądź się ciepła.

Aby zrobić klopsiki z soczewicy:

b) Soczewicę, wodę, wywar i kurkumę wymieszać w garnku i zagotować. Jeśli to konieczne, zmniejsz ogień i gotuj, aż soczewica zmięknie i wchłonie wodę (dodaj więcej wody. Mieszaj od czasu do czasu.

c) Z drugiej strony ugotuj cebulę na patelni.

d) Rozgrzej piekarnik do 390 ° F. Blachę do pieczenia wyłóż papierem do pieczenia i posmaruj olejem.

e) W misce wymieszać soczewicę, cebulę, czosnek, kminek, jajko lniane, pietruszkę, sól i pieprz. Dobrze wymieszaj i pozwól mu trochę ostygnąć.

f) Zwilżyć ręce wodą, uformować pasztecik z soczewicy i ułożyć na papierze do pieczenia. Posmaruj niewielką ilością oleju.

g) Czerwoną soczewicę piecz około 20-25 minut i podawaj z sosem pomidorowym.

65. Pesto z rukoli i cukinii

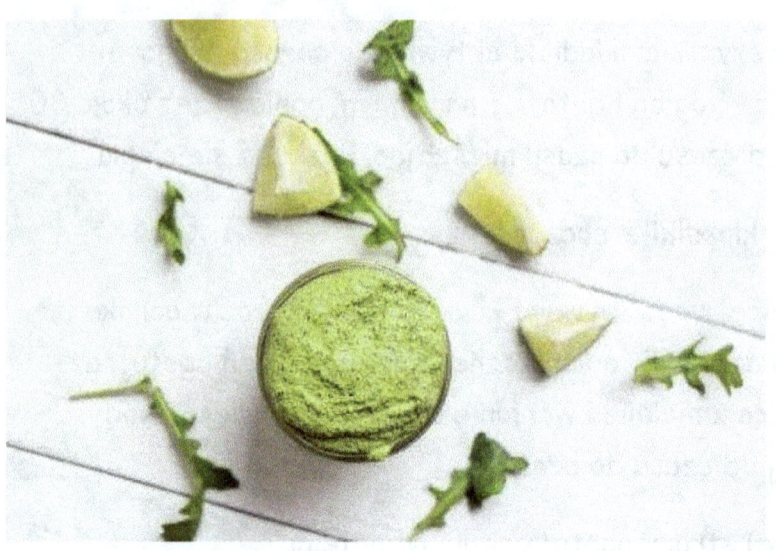

Składniki:

- 2 kromki tostowego chleba żytniego
- 1/2 awokado.
- 1/2 dużej cukinii.
- Pęczki rukwi wodnej.
- 1 ząbek czosnku.
- Do pesto z rukoli:
- 2 duże garście rukoli.
- 1 szklanka orzeszków pinii (lub dowolnego orzecha).
- 1 duża garść szpinaku.
- Sok z 1 limonki.
- 1 łyżeczka soli morskiej.
- 3 łyżki oliwy z oliwek.

Wskazówki:

a) Zacznij od zrobienia pesto z rukoli, wkładając wszystkie składniki do blendera i mieszając, aż pesto będzie aksamitnie gładkie.

b) Podsmaż cukinię, najpierw krojąc ją na bardzo cienkie poziome kawałki. W małym garnku na średnim ogniu rozgrzać grubo pokrojony ząbek czosnku, oliwę z oliwek, posypać solą morską i kilka kropel wody.

c) Jeśli cukinia zacznie wysychać podczas gotowania, dodaj cukinię i smaż przez 7 minut - powoli dolewaj wodę.

d) Opiekać, następnie posmarować tost pesto, dodać cukinię i pokrojone awokado, a następnie rukiew wodną!

66. zapiekanka wegetariańska

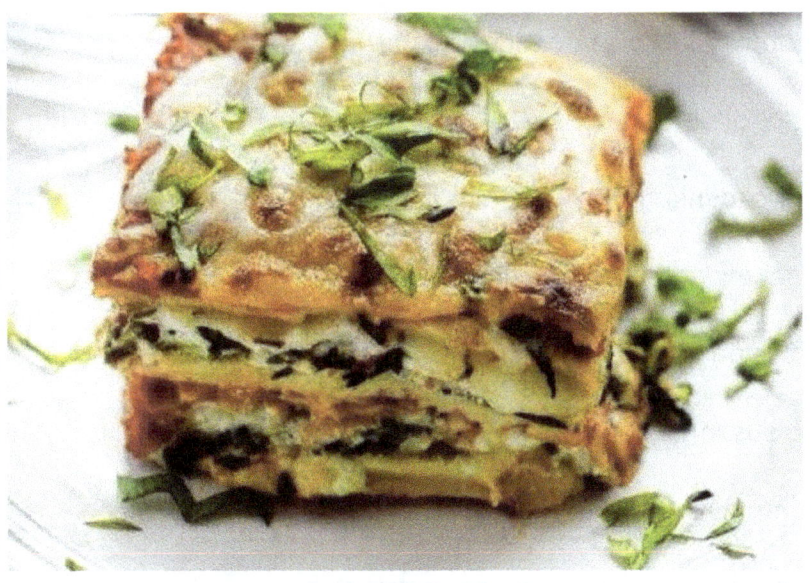

Składniki:

- 1 łyżka oliwy lub oleju rzepakowego.
- 1 cebula, drobno posiekana.
- 3 ząbki czosnku pokroić w plasterki.
- 1 łyżeczka wędzonej papryki.
- 1/2 łyżeczki mielonego kminku.
- 1 łyżka suszonego tymianku.
- 3 średnie marchewki, pokrojone w plastry.
- 2 średnie laski selera, drobno posiekane
- 1 czerwona papryka, pokrojona w plastry.
- 1 żółta papryka, pokrojona w plastry.
- 2 puszki po 400 g obranych pomidorów lub pomidorków koktajlowych.
- 1 kostka zupy jarzynowej do 250 ml
- 2 cukinie, grubo pokrojone
- 2 gałązki świeżego tymianku.
- 250 g gotowanej soczewicy.

Wskazówki:

a) Podgrzej 1 łyżkę oliwy lub oleju rzepakowego w dużym garnku z grubym dnem. Dodaj 1 drobno posiekaną cebulę i delikatnie smaż przez 5 – 10 minut, aż zmięknie.

b) Dodaj 3 posiekane ząbki czosnku, 1 łyżeczkę wędzonej papryki, 1/2 łyżeczki mielonego kminku, 1 łyżeczkę suszonego tymianku, 3 posiekane marchewki, 2 drobno posiekane słupki selera, 1 posiekaną czerwoną paprykę i 1 podzieloną żółtą paprykę i gotuj przez 5 minut.

c) Dodaj dwie puszki 400g pomidorów, 250ml wywaru warzywnego (z 1 garnka), 2 grubo pokrojone cukinie i 2 gałązki świeżego tymianku i gotuj przez 20-25 minut.

d) Usuń gałązki tymianku. Dodaj 250g ugotowanej soczewicy i wróć do gulaszu. Podawany z dzikim i białym ryżem basmati, cukinią lub komosą ryżową.

67. Pieczona Brukselka

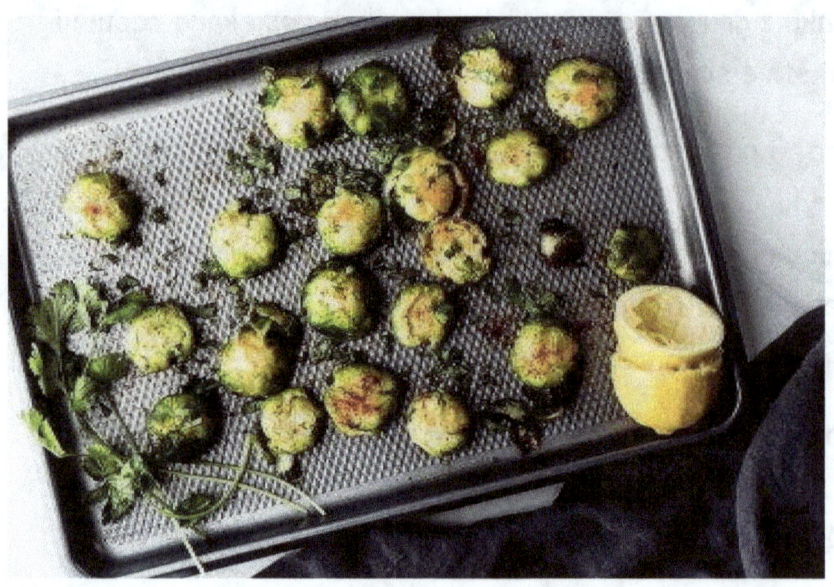

Składniki:

- 1 funt. Brukselka, pokrojona na pół.
- 1 szalotka, posiekana.
- 1 łyżka oliwy z oliwek.
- Sól i pieprz do smaku.
- 2 łyżeczki octu balsamicznego.
- 1/4 szklanki nasion granatu.
- 1/4 szklanki sera koziego, posiekanego.

Wskazówki:

a) Rozgrzej piekarnik do 400 ° C. Posmaruj brukselkę olejem. Posyp solą i pieprzem.

b) Przełóż na blachę do pieczenia. Piecz w piekarniku przez 20 minut.

c) Skrop octem.

d) Przed podaniem posyp nasionami i serem.

68. Kanapka z awokado i ciecierzycą

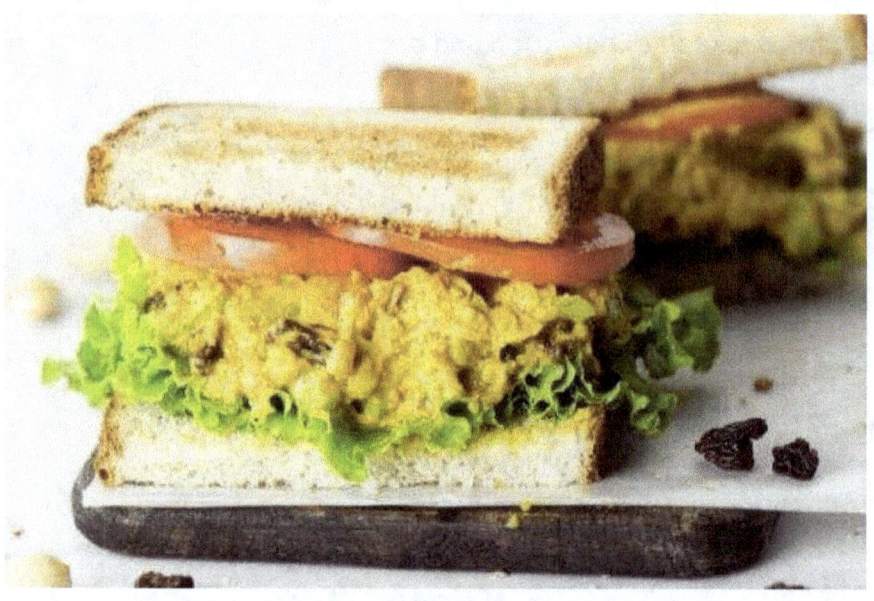

Składniki:

- 1 puszka bez soli ciecierzyca odsączona i wypłukana.
- 1 duże dojrzałe awokado.
- 1 1/2 łyżki soku z cytryny.
- 1/2 łyżeczki drobno posiekanej papryczki chili.
- Sól i pieprz.
- 4 kromki podniesionego pełnoziarnistego chleba.
- 1 duży pomidor pokrojony w plasterki.
- 1/2 szklanki słodkich mikrozielonych.
- 1/2 szklanki posiekanej marchewki.
- 1/2 szklanki przygotowanych i posiekanych buraków.

Wskazówki:

a) W misce zetrzyj awokado na gładką masę, dodaj sok z cytryny, papryczkę chili i ciecierzycę. Dopraw solą i pieprzem.

b) Aby złożyć kanapkę, połóż plasterki pomidora na kromce chleba, dodaj microgreens, buraki, ciecierzycę i marchew. Cieszyć się!

69. Komosa ryżowa smażona na patelni

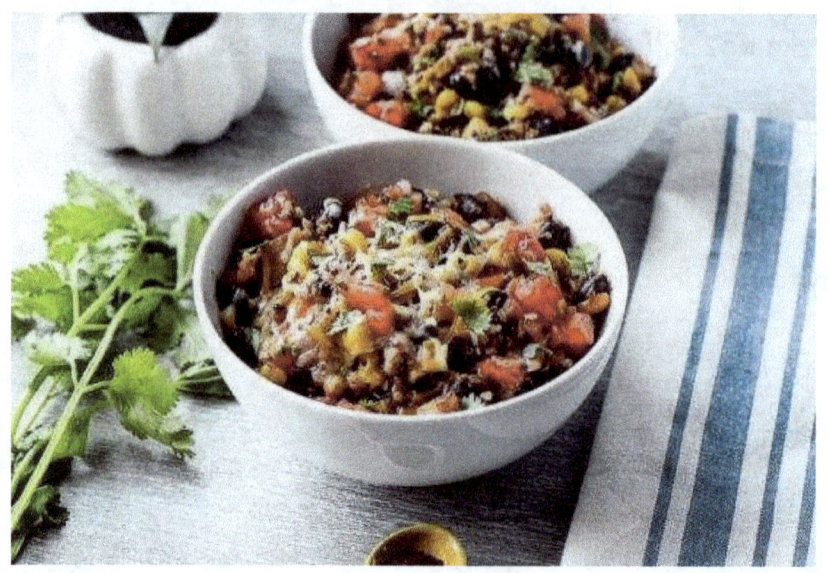

Składniki:

- 1 szklanka słodkiego ziemniaka, pokrojonego w kostkę.
- 1/2 szklanki wody.
- 1 łyżka oliwy z oliwek.
- 1 cebula, posiekana.
- 3 ząbki czosnku, posiekane.
- 1 łyżeczka mielonego kminku.
- 1 łyżeczka mielonej kolendry.
- 1/2 łyżeczki chili w proszku.
- 1/2 łyżeczki suszonego oregano.
- 15 uncji czarnej fasoli, opłukanej i odsączonej.
- 15 uncji pieczonych pomidorów.
- 1 1/4 szklanki bulionu warzywnego.
- 1 szklanka mrożonej kukurydzy 1 szklanka quinoa (niegotowane).
- Sól dla smaku.
- 1/2 szklanki jasnej śmietany.
- 1/2 szklanki świeżych liści kolendry.

Wskazówki:

a) Wlej wodę i słodkie ziemniaki na patelnię na średnim ogniu. Doprowadzić do wrzenia.

b) Zmniejsz ogień i gotuj, aż bataty będą miękkie.

c) Dodaj olej i cebulę.

d) Gotuj przez 3 minuty. Dodaj czosnek i przyprawy i gotuj przez 1 minutę.

e) Dodaj pozostałe składniki oprócz śmietany i kolendry. Gotuj przez 20 minut.

f) Podawaj z kwaśną śmietaną i posyp kolendrą przed podaniem.

70. Kleiste tofu z makaronem

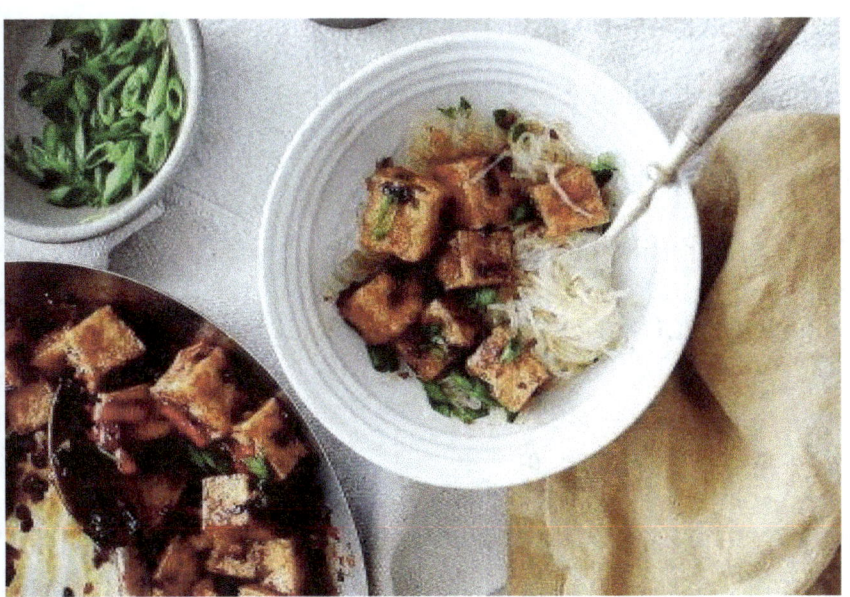

Składniki:

- 1/2 dużego ogórka.
- 100 ml octu winnego z czerwonego ryżu.
- 2 łyżki złotego cukru pudru.
- 100 ml oleju roślinnego.
- Opakowanie 200 g firmowego tofu, pokrojonego w 3 cm kostkę.
- 2 łyżki syropu klonowego.
- 4 łyżki brązowej lub białej pasty miso.
- 30 g białego sezamu.
- 250 g suchego makaronu soba.
- 2 dymki, posiekane, do podania.

Wskazówki:

a) Za pomocą obieraczki odetnij cienkie paski z ogórka, pozostawiając nasiona. Umieść wstążki w misce i odstaw na bok. Delikatnie podgrzej ocet, cukier, 1/4 łyżeczki soli i 100ml wody na rondlu na średnim ogniu przez 3-5 minut, aż cukier się rozpłynie, następnie zalej ogórki i pozostaw do zamarynowania w lodówce na to, co ugotujesz tofu.

b) Podgrzej całą łyżkę oleju z wyjątkiem jednej na dużej, nieprzywierającej patelni na średnim ogniu, aż bąbelki zaczną wypływać na powierzchnię. Dodaj tofu i smaż przez 7-10 minut.

c) W małej misce wymieszaj miód i miso. Rozłóż nasiona sezamu na talerzu. Smażone tofu posmaruj lepkim sosem miodowym i odłóż resztki na bok. Rozłóż równomiernie tofu w nasionach, posyp odrobiną soli i odstaw w ciepłe miejsce.

d) Przygotuj makaron i wymieszaj z pozostałym olejem, pozostałym sosem i 1 łyżką marynaty. Gotuj przez 3 minuty, aż się nagrzeją.

71. Wegańskie tofu teriyaki z grilla

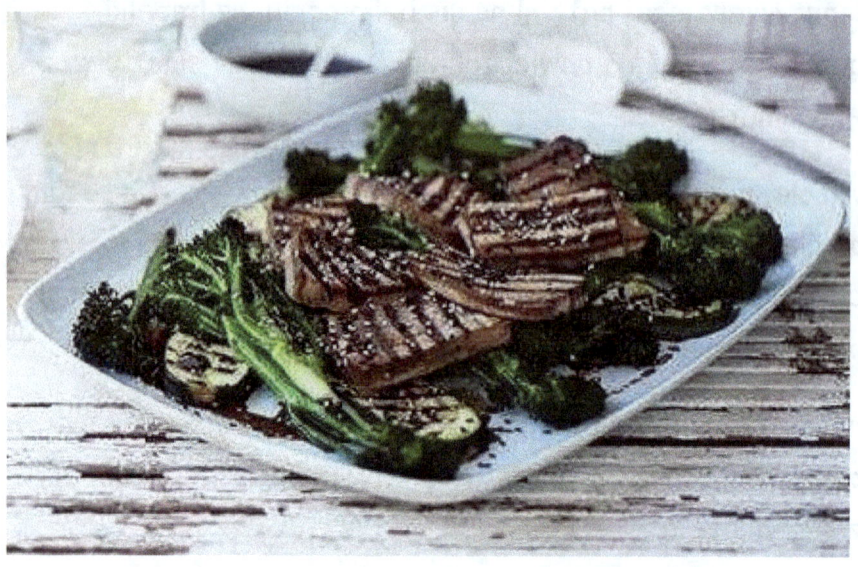

Składniki:

- 4 łyżki sosu sojowego o niskiej zawartości soli.
- 2 łyżki miękkiego brązowego cukru.
- Uszczypnij mielony imbir.
- 2 łyżki mirinu.
- 3 łyżeczki oleju sezamowego.
- 350g blok bardzo twardego tofu (patrz wskazówka poniżej) pokrojonego w grube plastry.
- 1/2 łyżki oleju rzepakowego.
- 2 dynie, pokrojone poziomo w paski.
- 200 g brokułów z delikatną łodygą.
- Sezam biały i czarny do podania.

Wskazówki:

a) Wymieszaj sos sojowy, miękki brązowy cukier, imbir i mirin z 1 łyżeczką oleju sezamowego i posmaruj nim kawałki tofu. Umieść je w dużym, płytkim naczyniu i pokryj pozostałą marynatą. Przechowywać w lodówce przez co najmniej 1 godzinę.

b) Rozgrzej grill, aż węgle staną się białe lub podgrzej patelnię. Wymieszaj pozostały olej sezamowy z olejem rzepakowym i posmaruj plastry cukinii i brokułów. Grilluj (lub grilluj) na węglach przez 7-10 minut lub do miękkości, a następnie odstaw i trzymaj w cieple.

c) Grilluj kawałki tofu z obu stron na węglach przez 5 minut (lub użyj patelni), aż się zarumienią i będą chrupiące na brzegach. Tofu podawaj na warstwie warzyw z pozostałą marynatą i posyp sezamem.

72. Kiełki zielonej fasoli

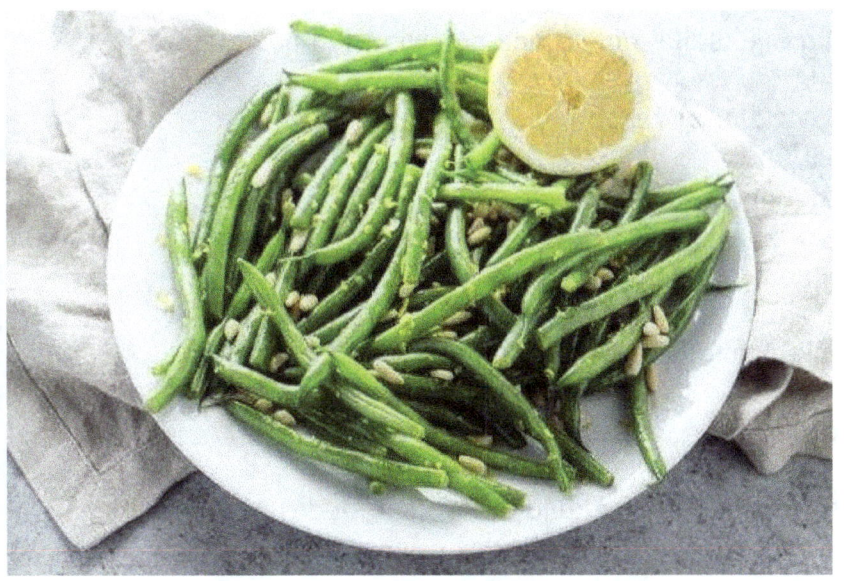

Składniki:

- 600 g brukselki, pokrojone na ćwiartki i posiekane.
- 600 g zielonej fasoli.
- 1 łyżka oliwy z oliwek.
- Skórka i sok z 1 cytryny.
- 4 łyżki prażonych orzeszków pinii.

Wskazówki:

a) Gotuj przez kilka sekund, następnie dodaj warzywa i smaż przez 3-4 minuty, aż kiełki lekko się zarumienią.

b) Dodaj wyciśnięty sok z cytryny oraz sól i pieprz do smaku.

73. Tofu w panierce z rzodkwi

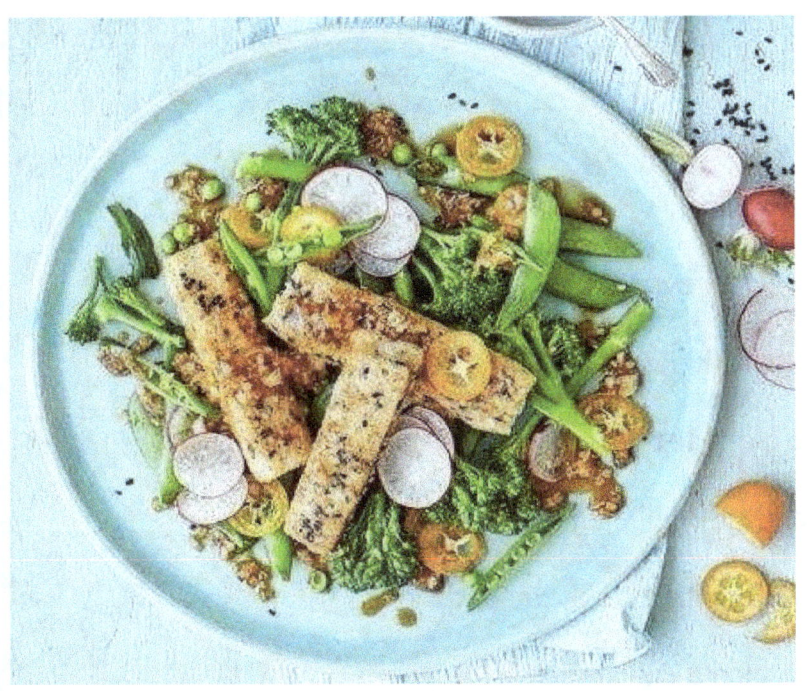

Składniki:

- 200 g twardego tofu.
- 2 łyżki sezamu.
- 1 łyżka japońskiego togarashi shichimi.
- Mieszanka przypraw.
- 1/2 łyżki mąki kukurydzianej.
- 1 łyżka oleju sezamowego.
- 1 łyżka oleju roślinnego.
- 200 g brokułów z delikatną łodygą.
- 100 g groszku cukrowego.
- 4 rzodkiewki, bardzo drobno pokrojone.
- 2 dymki, drobno posiekane.
- 3 kumkwaty, bardzo drobno pokrojone.
- Jako sos
- 2 łyżki japońskiego sosu sojowego o niskiej zawartości soli.
- 2 łyżki soku yuzu (lub po 1 łyżce soku z limonki i grejpfruta).
- 1 łyżeczka złotobrązowego cukru.
- 1 mała szalotka, drobno posiekana.

- 1 łyżeczka startego imbiru.

Wskazówki:

a) Tofu przekroić na pół, dobrze przykryć papierem kuchennym i ułożyć na talerzu. Połóż na wierzchu ciężki rondel, aby wycisnąć z niego wodę.

b) W misce wymieszaj sezam, japońską mieszankę przypraw i mąkę kukurydzianą. Spryskaj tofu, aż dobrze się pokryje. Odłożyć na bok.

c) W małej misce wymieszaj składniki dressingu. Zagotuj wodę roślinną w garnku i podgrzej oba oleje w dużym rondlu.

d) Gdy patelnia będzie bardzo gorąca, dodaj tofu i smaż przez około 1 minutę z każdej strony, aż ładnie się zarumieni.

e) Gdy woda się zagotuje, gotuj brokuły i groszek cukrowy przez 2-3 minuty.

74. Lasagne z soczewicy

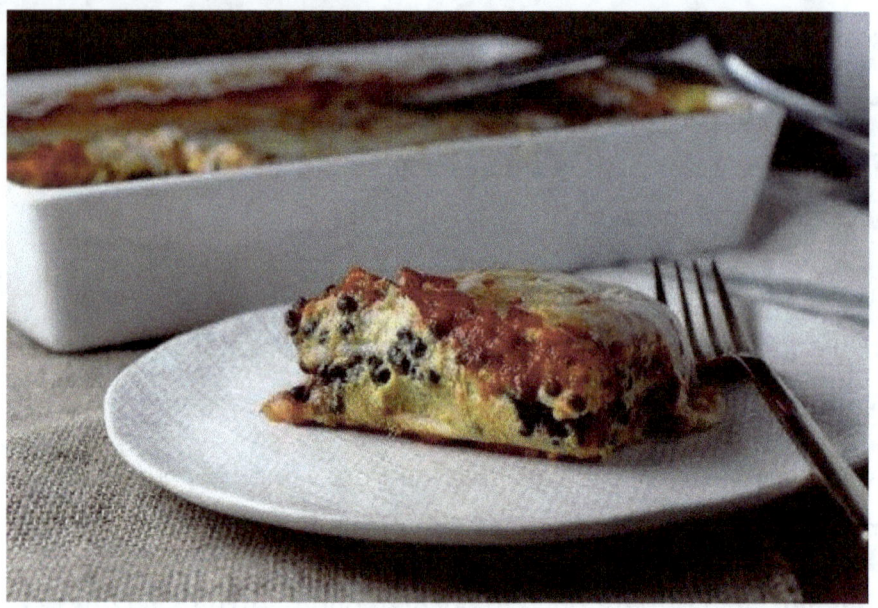

Składniki:

- 1 łyżka oliwy z oliwek.
- 1 cebula, posiekana.
- 1 marchewka, pokrojona w plastry.
- 1 laska selera, posiekana.
- 1 ząbek czosnku, zmielony.
- 2 puszki po 400 g soczewicy, odsączone, usmażone.
- 1 łyżka mąki kukurydzianej.
- Pudełko 400 g posiekanych pomidorów.
- 1 łyżeczka ketchupu z pieczarkami.
- 1 łyżeczka pokrojonego oregano (lub 1 łyżeczka suszona).
- 1 łyżeczka zupy jarzynowej w proszku.
- 2 główki kalafiora, połamane na różyczki.
- 2 łyżki niesłodzonego mleka sojowego.
- Szczypta świeżo startej gałki muszkatołowej.
- 9 arkuszy suchej lasagne bez jajek.

Wskazówki:

a) Rozgrzej olej na patelni, dodaj marchewkę, seler i cebulę i smaż ostrożnie przez 10-15 minut do miękkości. Dodaj czosnek, gotuj przez kilka minut, następnie dodaj soczewicę i mąkę kukurydzianą.

b) Dodaj pomidory i puszkę pełną wody, ketchup grzybowy, oregano, bulion w proszku i trochę przypraw. Gotuj przez 15 minut, od czasu do czasu mieszając.

c) Kalafior gotujemy w garnku z wrzącą wodą przez 10 minut lub do miękkości. Opróżnij rury, a następnie zmiksuj mleko sojowe za pomocą ręcznego blendera lub młynka do żywności. Dobrze dopraw i dodaj gałkę muszkatołową.

d) Dodaj kolejną trzecią mieszanki z soczewicy, a następnie połóż na wierzchu jedną trzecią rozgniecionego kalafiora, a następnie warstwę makaronu. Na wierzch dodaj ostatnią jedną część soczewicy i lasagne, a następnie resztę puree.

e) Przykryj luźno folią i piecz przez 35-45 minut, zdejmując folię na ostatnie 10 minut gotowania.

75. Klopsiki z soczewicy

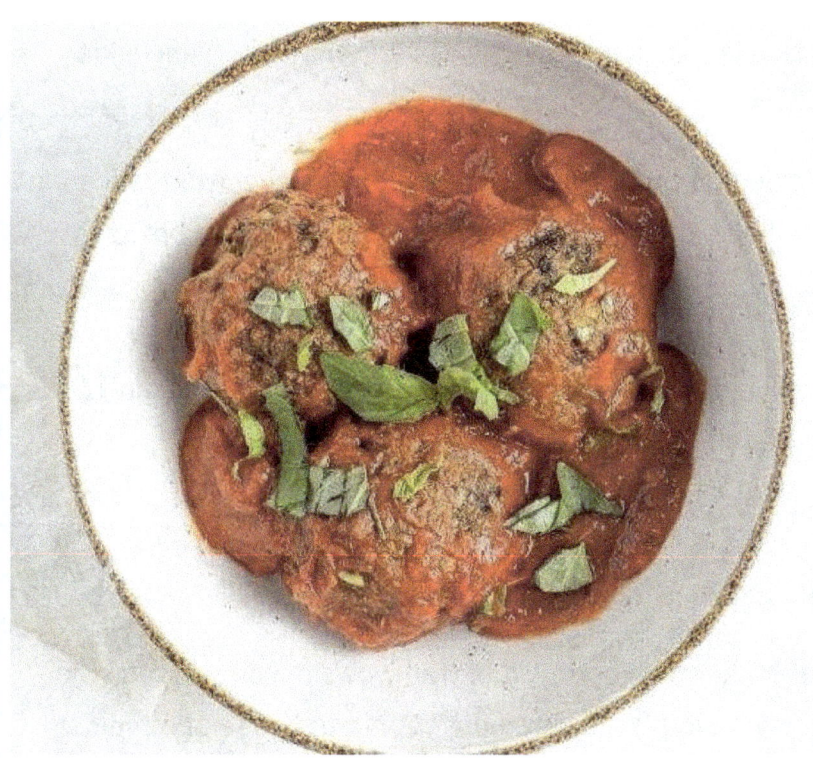

Na klopsiki:

- 3/4 szklanki suszonej brązowej i zielonej lub francuskiej soczewicy.

- 1 1/2 szklanki bulionu warzywnego o niskiej zawartości sodu - lub bulionu z kurczaka, plus dodatkowe w razie potrzeby.

- 2 łyżeczki oliwy z oliwek.

- 1/2 szklanki pokrojonej w kostkę żółtej cebuli - około 1/2 średniej cebuli.

- 1 szklanka posiekanej marchewki.

- 2 ząbki czosnku - posiekane (około 2 łyżeczki).

- 1/2 szklanki staromodnych płatków owsianych - lub szybko gotujących się płatków owsianych, nie używaj natychmiast lub pokrojonych w stal.

- 1/4 szklanki świeżo posiekanej włoskiej pietruszki.

- 1 1/2 łyżki koncentratu pomidorowego.

- 1 łyżeczka suszonego oregano.

- 1/2 łyżeczki soli koszernej.

- 1/4 łyżeczki czarnego pieprzu.

- 1 duże jajko.

a) Przygotuj makaron pełnoziarnisty, makaron z cukinii lub makaron ze słodkich ziemniaków.

b) Wypłukaną soczewicę wrzuć do średniego rondla z bulionem warzywnym.

c) Cebulę, czosnek i marchew podsmażyć na oleju.

d) Kilka razy zmiel owies i pietruszkę, aby zacząć łamać owies. Dodaj przygotowaną soczewicę, mieszankę cebuli, koncentrat pomidorowy, oregano, sól i pieprz, a następnie rozbij jajko. Pulsuj jeszcze kilka razy, aż mieszanina zostanie włączona, ale soczewica nadal ma pewną konsystencję.

e) Rozwałkuj mieszankę z soczewicy w kulki o średnicy około 1 1/2 cala, mniej więcej wielkości piłki golfowej. Gotuj przez 10 minut.

76. Medaliony Wieprzowe w Orzechach Laskowych

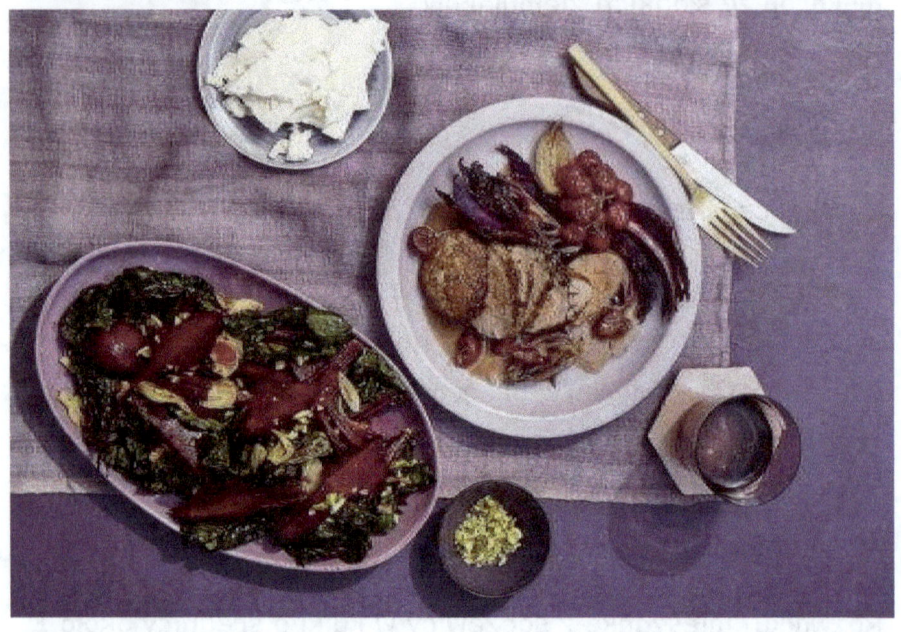

Składniki

- 10 uncji polędwicy wieprzowej, pokrojonej w ½-calowe krążki
- 1 łyżeczka musztardy Dijon
- ½ szklanki drobno posiekanych orzechów laskowych
- 2 łyżki świeżej posiekanej bazylii
- Sól i świeżo zmielony czarny pieprz do smaku
- 2 łyżki oliwy z oliwek
- 1 szklanka bulionu z kurczaka o niskiej zawartości sodu
- ¼ szklanki pół i pół śmietany
- 1 szklanka pokrojonych buraków, odsączonych

a) Używając młotka lub maszynki do mięsa, wbij każdą rundę wieprzowiny między arkusze papieru woskowanego do grubości ¼ cala. W misce wymieszaj musztardę, orzechy laskowe, bazylię, sól i pieprz.

b) Medaliony wieprzowe obtoczyć w mieszance musztardowej i odstawić. Rozgrzej suchą patelnię przez 2 minuty, następnie dodaj olej i podgrzewaj na średnim ogniu przez 1 minutę. Dodaj szarpane medaliony wieprzowe i smaż przez 30 sekund do 1 minuty z każdej strony, aż orzechy lekko się zrumienią (wieprzowina skończy się gotować w sosie).

c) Zdejmij medaliony z patelni i trzymaj w cieple. Dodaj bulion na patelnię i zeszklij, zeskrobując wszelkie brązowe kawałki, które przywarły do dna. Dodaj śmietanę i gotuj przez kolejne 3 minuty. Włóż medaliony do sosu i gotuj przez kolejne 2 minuty.

d) Ułóż plastry buraka na dwóch talerzach. Umieść każdy medalion na plasterku buraka i podawaj od razu.

77. Smaczne Kotlety Wieprzowe

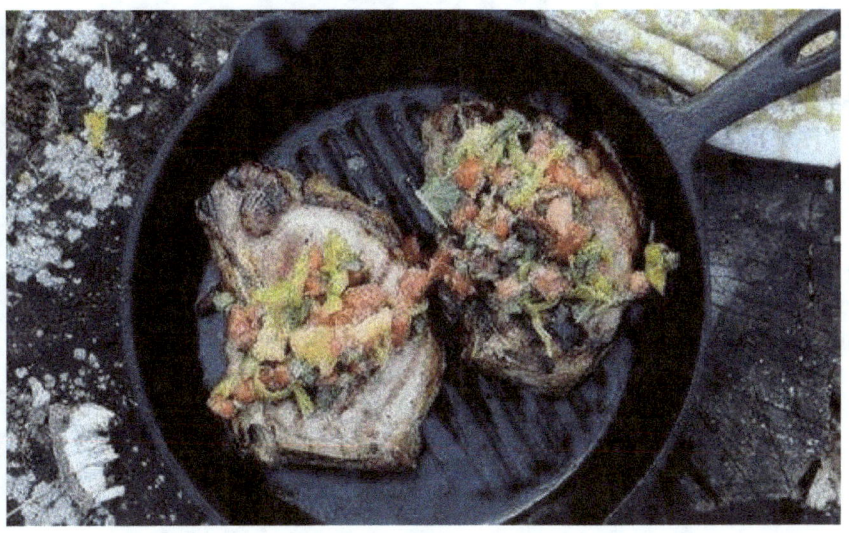

SMACZNEGO

- ¼ szklanki posiekanych pomidorów śliwkowych
- ¼ szklanki posiekanej czerwonej cebuli
- 2 łyżki octu z czerwonego wina
- 2 łyżki oliwy z oliwek extra virgin
- 1 ząbek czosnku, posiekany
- 2 łyżki świeżej posiekanej bazylii
- 1 łyżeczka suszonego oregano
- ½ łyżeczki soli
- Świeżo zmielony czarny pieprz do smaku

Marynaty

- 2 łyżki octu z czerwonego wina
- 2 łyżki oliwy z oliwek
- 1 ząbek czosnku, posiekany
- Dwa 10-uncjowe, grubo krojone kotlety wieprzowe
- Sól i świeżo zmielony czarny pieprz do smaku
- 2 łyżki oleju roślinnego posiekanej świeżej natki pietruszki
- Świeże loki parmezanowe do dekoracji

a) Wrzuć przyprawy do małej miski. Odłóż to.

b) Mieszankę marynaty ubić w płytkim naczyniu do pieczenia. Kotlety schabowe umieścić w marynacie, obracając, aby obtoczyć z obu stron i odstawić na 10 minut. Teraz wyjmij kotlety z marynaty i odsącz nadmiar. Obficie posolić i popieprzyć kotlety.

c) Rozgrzej suchą patelnię żeliwną przez 3 minuty na dużym ogniu. Dodaj olej roślinny i podgrzewaj przez kolejną minutę. Włóż kotlety do gorącego oleju i smaż, aż staną się kruche, 3 do 4 minut z każdej strony lub do pożądanego stopnia wysmażenia.

d) Kotlety ułożyć na talerzu, posypać smakiem, posiekaną natką pietruszki i parmezanem. Podawaj od razu.

78. Wieprzowina z dynią spaghetti

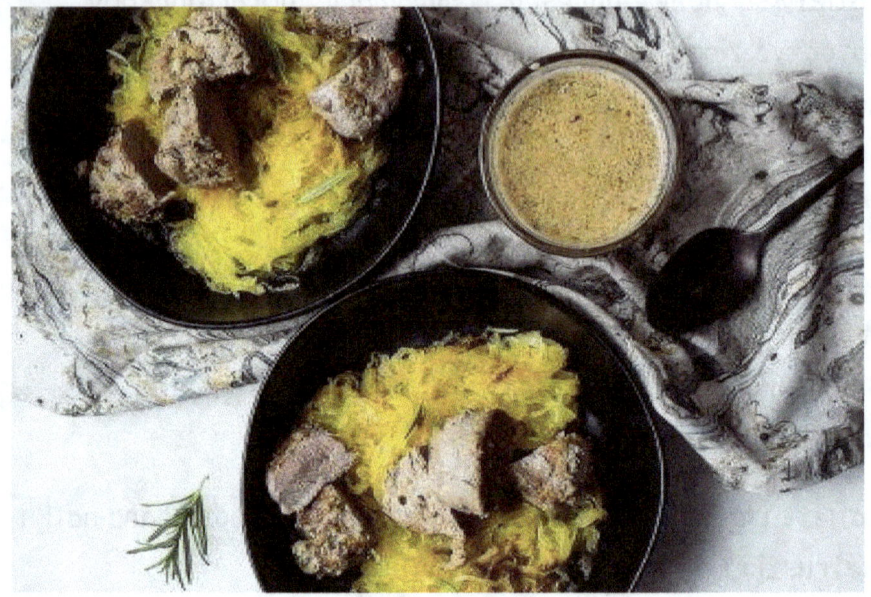

Składniki

- 1 łyżeczka oliwy z oliwek
- 12 uncji polędwicy wieprzowej, pokrojonej w medaliony o grubości 1 cala
- ½ łyżeczki soli koszernej
- ¼ łyżeczki świeżo zmielonego czarnego pieprzu
- 1 łyżka posiekanej szalotki
- 1 szklanka wytrawnego czerwonego wina
- ¼ łyżeczki mąki kukurydzianej
- starta skórka z ½ cytryny plus 2 łyżeczki świeżego soku z cytryny
- 1 łyżka galaretki porzeczkowej ze wszystkich owoców (bez dodatku cukru).
- 1 łyżeczka musztardy Dijon
- 2 szklanki pieczonej dyni spaghetti

a) Rozgrzej dużą patelnię na średnim ogniu, a następnie posmaruj olejem. W międzyczasie osuszyć kawałki wieprzowiny na ręcznikach papierowych i doprawić solą i pieprzem. Smażyć, aż będzie chrupiąca i zarumieniona na zewnątrz i nie będzie już różowa w środku, 3 do 4 minut z każdej strony. Przełożyć na rozgrzane talerze i odstawić.

b) Dodaj szalotki na patelnię i gotuj przez około 30 sekund. Dodaj wino, zagotuj i zmniejsz do około $\frac{1}{4}$ szklanki, około 5 minut. Rozpuść skrobię kukurydzianą w soku z cytryny i wymieszaj z sosem. Gotuj, mieszając, aż sos stanie się gęsty i satynowy. Zdejmij z ognia i dodaj galaretkę i musztardę. Skosztuj i dopraw do smaku solą i pieprzem.

c) Aby podać, na każdym talerzu ułóż gniazdo pieczonej dyni spaghetti i posyp medalionami wieprzowymi i sosem.

79. Pikantny falafel z komosy ryżowej

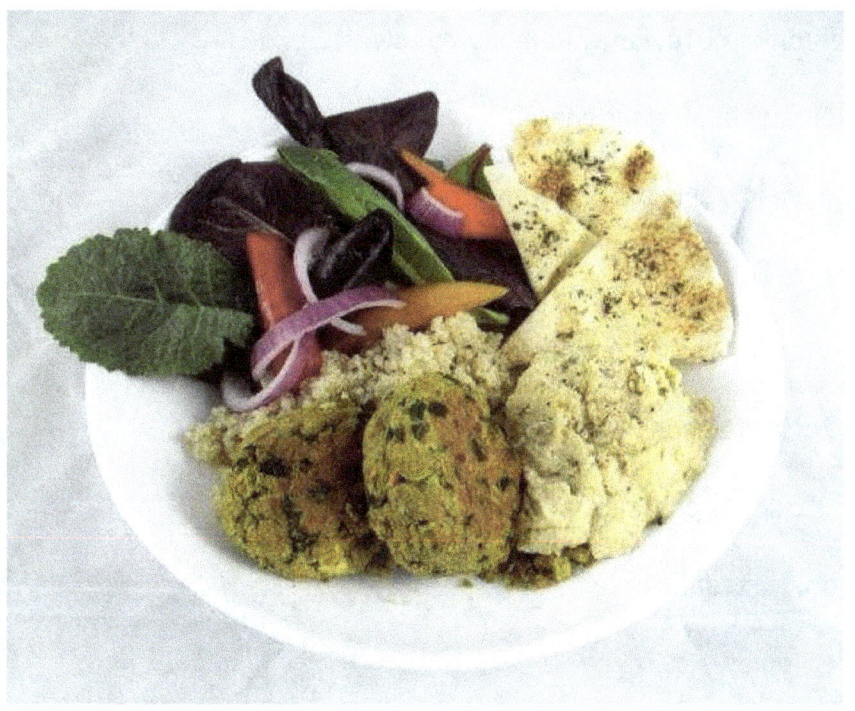

Składniki:

- 1 szklanka gotowanej komosy ryżowej.
- 1 puszka fasoli garbanzo.
- Pół małej czerwonej cebuli.
- 1 łyżka Tahini.
- 2 łyżeczki kminku w proszku.
- 1 łyżeczka sproszkowanej kolendry.
- 1/4 szklanki posiekanej natki pietruszki.
- 3 ząbki czosnku.
- Sok z połowy cytryny.
- 1 łyżka oleju kokosowego.
- 1 łyżka tamari (sos sojowy GF).
- 1/2 - 1 łyżeczka płatków chili.
- Przygotowanie soli morskiej.

Wskazówki:

a) Wrzuć fasolę garbanzo, czerwoną cebulę, czosnek, tahini, płatki chili, kminek, kolendrę, sok z limonki i sól do młynka spożywczego i mieszaj przez 15 sekund, aby rozbić fasolę, ale nie puree.

b) Rozwałkuj miksturę rękoma w małe kulki (po około 2 łyżki ciasta na każdą) i ułóż na blasze do pieczenia.

c) Wstaw je do lodówki na 1 godzinę.

d) Z obu stron posypujemy niewielką ilością mąki.

e) Rozgrzej olej kokosowy na dużej patelni na średnim ogniu.

f) Dodaj kulki falafel i gotuj przez 3-5 minut z każdej strony.

80. Galette z dyni

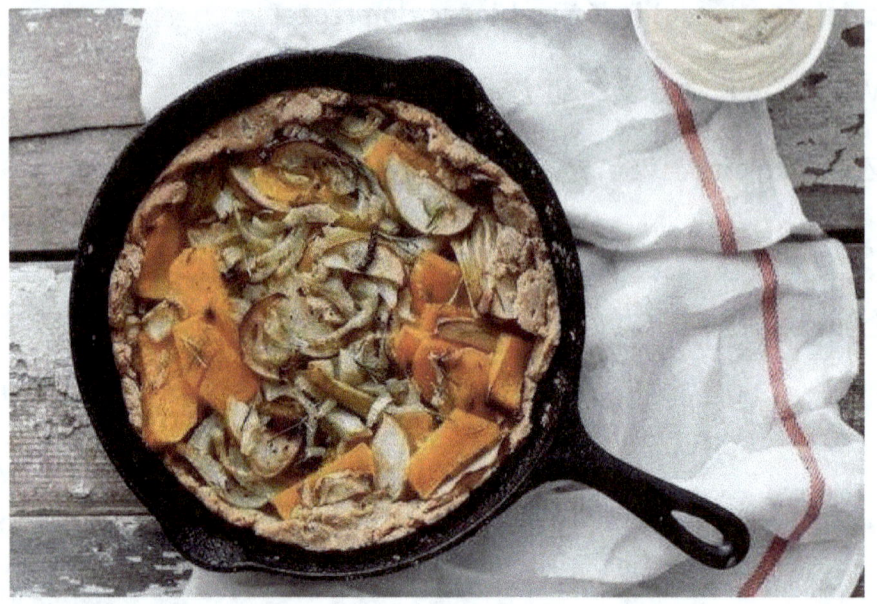

Składniki:

- 1 1/2 szklanki mąki orkiszowej.
- 6-8 liści szałwii.
- 1/4 szklanki zimnej wody.
- 6 łyżek oleju kokosowego.
- Sól morska.
- Do nadzienia:
- 1 łyżka oliwy z oliwek.
- 1/4 czerwonej cebuli, pokrojonej w cienkie plasterki.
- 1 łyżka liści szałwii.
- 1/2 czerwonego jabłka, bardzo drobno pokrojonego.
- 1/4 dyni, pozbawiona skóry i bardzo drobno pokrojona.
- 1 łyżka oleju kokosowego, podzielona i zarezerwowana na polewę.
- 2 łyżki szałwii, zarezerwowane na polewę.
- Sól morska.

Wskazówki:

a) Rozgrzej piekarnik do 350 ° F.

b) Skórkę przygotuj, dodając do młynka mąkę, sól morską i liście szałwii. Stopniowo dodawaj olej kokosowy i wodę oraz regularnie pulsuj, delikatnie mieszając je z mąką. Pulsuj tylko tyle, aż składniki zostaną połączone, około 30 sekund.

c) W międzyczasie przygotuj nadzienie. Na małej patelni na średnim ogniu rozgrzej oliwę z oliwek. Do cebuli dodać szczyptę soli, łyżeczkę liści szałwii i smażyć około 5 minut. Odłóż to na bok, gdy ciasto zwijasz w okrąg o grubości około 1/4 cala.

d) Wrzuć dynię i jabłka do małej miski, skropij oliwą z oliwek i solą morską. Dodaj plasterki cukinii i jabłka na cebulę (po prostu tak, jak widać na zdjęciu).

e) Delikatnie złóż brzegi skórki na zewnętrznej stronie dyni.

f) Dodaj małe kropelki oleju kokosowego na wierzch galette wraz z liśćmi szałwii i piecz w piekarniku przez 20-25 minut lub do momentu, gdy skórka będzie łuszcząca się, a cukinia się ugotują.

81. Quinoa z pastą curry

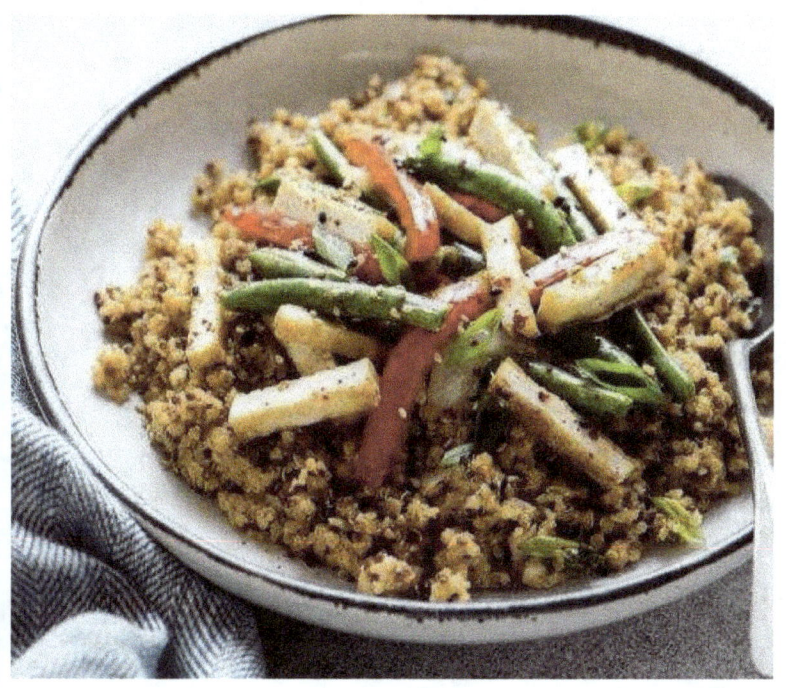

Składniki

- 2 łyżki świeżej łodygi kolendry.
- 2 małe garście świeżych liści kolendry.
- 6 ząbków czosnku.
- 1 łyżka proszku z kolendry.
- 1/2 łyżki kminku w proszku.
- 1-calowa gałka imbiru (bez skórki).
- Sok z 1 limonki.
- 1 łodyga trawy cytrynowej
- 1/2 szklanki szalotki lub białej cebuli.
- 1 łyżeczka płatków chili.
- Sól morska.
- zielone curry

Wskazówki:

a) Zacznij od zrobienia pasty curry, mieszając wszystko w młynku spożywczym, aż dobrze się połączy i zmiel na pastę.

b) Teraz na curry - podgrzej olej kokosowy i cebulę na średnim/dużym ogniu przez 5 minut. Dodaj wszystkie warzywa, cukier kokosowy, pastę curry i 1/4 szklanki wody i gotuj pod przykryciem przez około 10 minut.

c) Stopniowo dodawaj więcej wody, aby warzywa się nie przypaliły. Jak tylko warzywa będą ugotowane, dodaj mleko kokosowe i 1 szklankę wody i gotuj przez kolejne 10 minut, aż warzywa będą w pełni ugotowane. Dodaj świeży sok z limonki, dodatkowe liście kolendry i posyp brązowym ryżem lub komosą ryżową!

82. Boczek marchewkowy wędzony w piecu

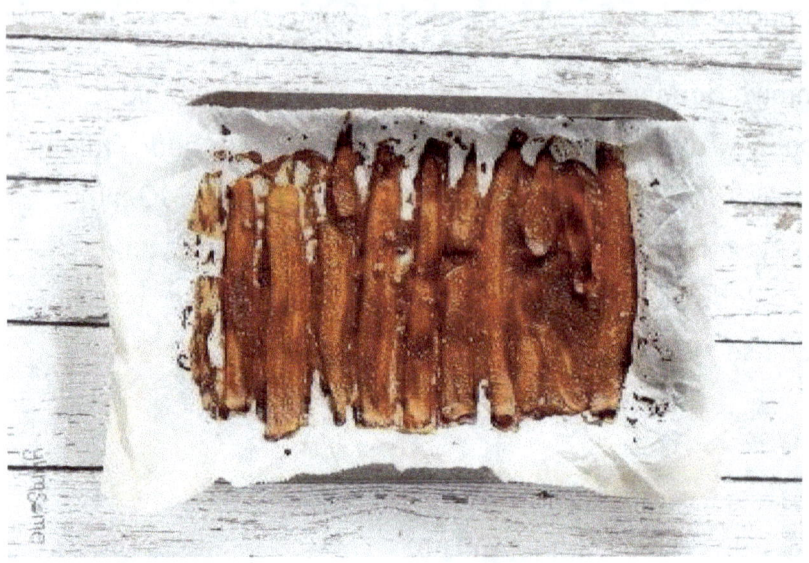

Składniki:

- 3 duże marchewki.
- 2 łyżki oleju rzepakowego.
- 1 łyżeczka proszku czosnkowego.
- 1 łyżeczka wędzonej papryki.
- 1 łyżeczka soli.

Wskazówki:

a) Umyj marchewkę (bez obierania) i pokrój wzdłuż na mandolinie. Połóż paski marchewki na blasze wyłożonej papierem do pieczenia. Rozgrzej piekarnik do 320° C. Wymieszaj pozostałe składniki w małej misce, a następnie posmaruj paski marchewki z obu stron.

b) Wstawiamy do piekarnika na 15 minut lub gdy paski marchewki się pofalują.

83. Łosoś na spaghetti dyni

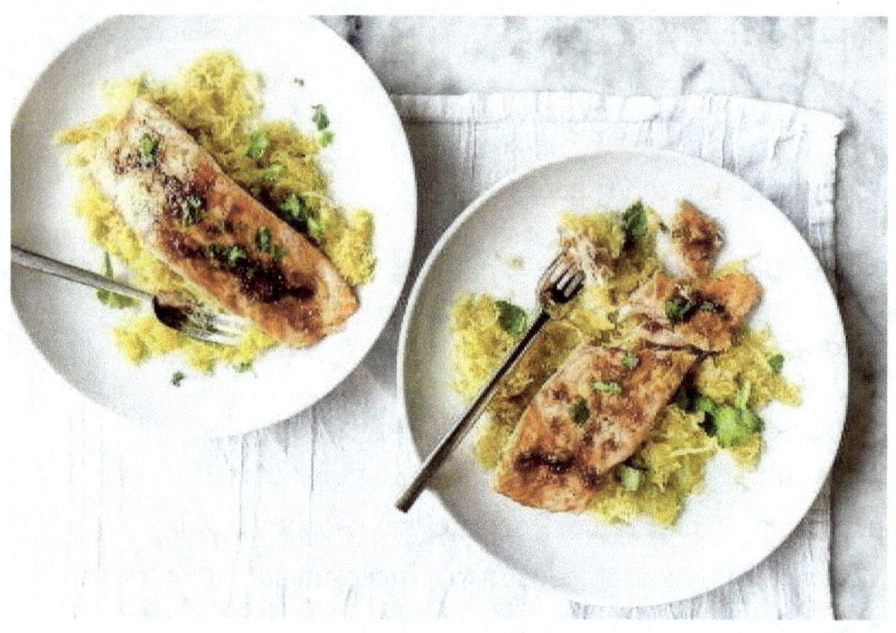

Składniki

- ½ łyżeczki pięciu przypraw w proszku
- 1 łyżeczka startej skórki pomarańczowej
- ½ łyżeczki cukru
- ¼ łyżeczki koszernej soli
- ½ łyżeczki świeżo zmielonego czarnego pieprzu
- Dwa 6-uncjowe filety z łososia
- 2 łyżeczki musztardy Dijon
- 1 łyżka oleju arachidowego
- 2 szklanki pieczonej dyni spaghetti
- 2 łyżki świeżej posiekanej kolendry

a) W małej misce wymieszaj pięć przypraw w proszku ze skórką pomarańczową, cukrem, solą i pieprzem. Potrzyj obie strony filetów na papierze woskowanym. Rozłóż musztardę na filetach.

b) Rozgrzej dużą patelnię na średnim ogniu, a następnie pokryj spód olejem. Smaż filety na patelni, obracając raz, aż będą chrupiące i przyrumienione na zewnątrz, łącznie przez 5 do 8 minut.

c) W międzyczasie podziel kabaczek między dwa podgrzane talerze. Dodaj filety rybne i udekoruj kolendrą.

84. Gotowany łosoś z porem

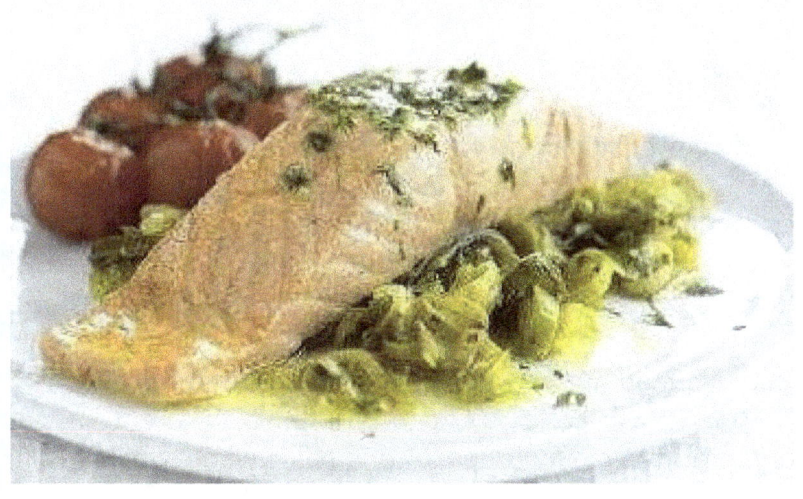

Składniki

- 4 szklanki (dwie puszki 15½ uncji) niskosodowego bulionu z kurczaka
- 1 szklanka wody
- 3 łyżki ziół prowansalskich
- 1 średni por, pokrojony w ćwiartki i obrany (patrz uwaga)
- Dwa 6-uncjowe filety z łososia
- 2 łyżki niesolonego masła ¼ szklanki ciężkiej śmietany

a) Na dużej patelni z ciasno dopasowaną pokrywką wymieszać wywar z kurczaka, wodę i zioła prowansalskie. Zagotuj na dużym ogniu, przykryj, a następnie zmniejsz ogień na średnio-niski. Dodaj pory i gotuj przez 7 do 10 minut.

b) Umieść filety z łososia na wierzchu pora, skórą do dołu, przykryj i gotuj przez 4 do 5 minut lub do momentu, gdy łosoś zmętnieje. Łyżką cedzakową lub szczypcami wyjąć łososia i pory na ciepły talerz i przykryć. Dodaj masło i śmietanę na patelnię i gotuj przez 5 minut redukując sos.

c) Podziel sos na dwa talerze. Posyp porem, potem łososiem. Natychmiast podawaj.

85. Grillowany miecznik z salsą

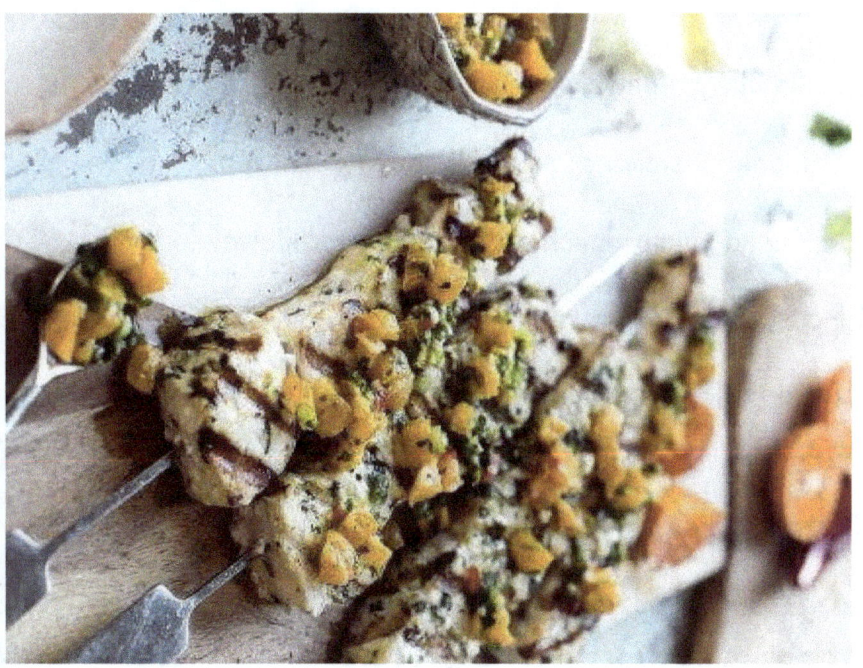

Składniki

- Dwa 180-gramowe steki z miecznika bez kości i skóry o grubości cala
- 1 łyżka oliwy z oliwek
- 2 szklanki posiekanej sałaty lodowej
- 1 szklanka pokrojonych w plasterki rzodkiewek
- 1 Hass awokado
- 2 łyżki najlepszej jakości salsy napompowane odrobiną świeżej kolendry
- Tarta skórka i sok z 1 limonki

a) Rozgrzej grill gazem, węglem lub elektrycznym. Posmaruj rybę oliwą z obu stron. Grilluj rybę, obracając raz po zrumienieniu na dole (około 2 minut), następnie dokończ z drugiej strony, gotując, aż ryba będzie przezroczysta w środku (kolejne 2-3 minuty).

b) W międzyczasie na dwóch podgrzanych talerzach ułóż sałatę, rzodkiewkę i awokado. Przełóż ugotowaną rybę na talerze i posyp każdy stek dużą porcją salsy. Wyciśnij sok z cytryny i posyp skórką.

86. Steki z tuńczyka z majonezem

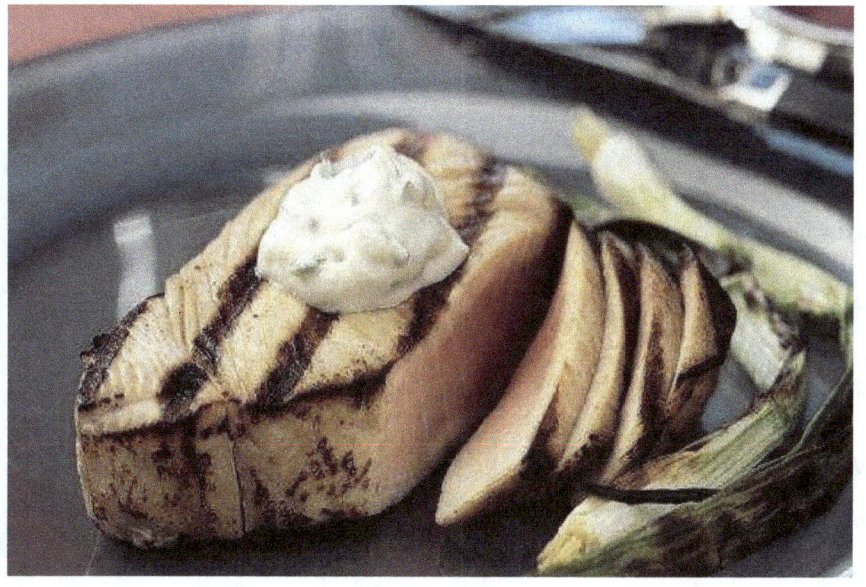

Składniki

- 2 łyżeczki majonezu

- 2 łyżki posiekanego świeżego estragonu lub 2 łyżeczki suszonego estragonu plus gałązki estragonu do dekoracji

- Dwa steki z tuńczyka o grubości 6 uncji i grubości 1 cala

- Sól i pieprz do smaku

- 1 łyżeczka oliwy z oliwek

- Zmiażdżona dynia zimowa

a) W małej misce wymieszaj majonez i estragon. Przykryj i odłóż na bok. Podgrzej ciężką patelnię lub patelnię grillową na średnim ogniu. Tuńczyka osuszyć papierowymi ręcznikami, a następnie doprawić do smaku solą i popękanym pieprzem.

b) Posmaruj powierzchnię ryby oliwą z oliwek. Grilluj na patelni około 3 minuty z każdej strony na średnim poziomie. Przełóż na podgrzane talerze obiadowe. Posyp każdy stek porcją majonezu estragonowego i udekoruj gałązkami estragonu. Umieść kopiec kabaczka obok tuńczyka.

87. Zmiażdżona dynia zimowa

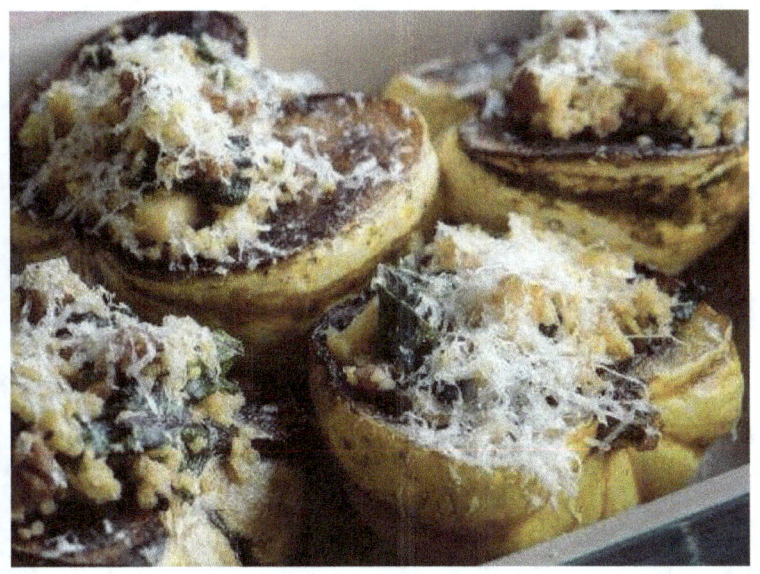

Składniki

- Pół kilograma dyni zimowej (orzech piżmowy, hubbard)
- 2 łyżki niesolonego masła
- Sól i świeżo zmielony czarny pieprz do smaku

a) Nakłuć widelcem powierzchnię dyni w kilku miejscach. Wstawić do mikrofalówki i gotować na wysokich obrotach do miękkości, około 8 minut.

88. Szaszłyk z małży prosciutto

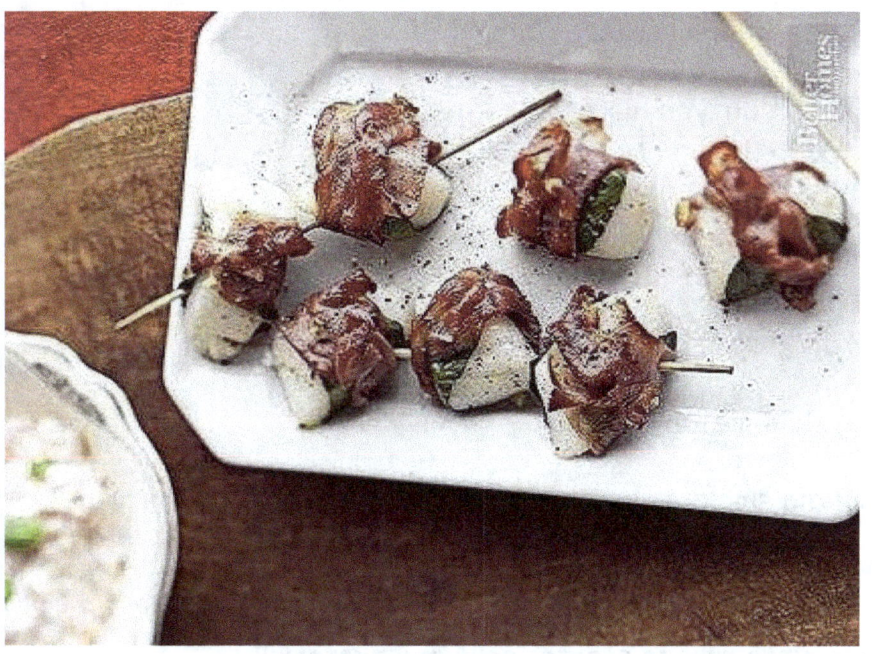

Składniki

- 2 uncje cienko pokrojonej szynki prosciutto
- 12 dużych liści świeżej bazylii
- 12 uncji dużych małży

SZPINAK W KREMIE

- 1 łyżka oliwy z oliwek
- 12 uncji świeżego szpinaku
- 2 łyżki śmietany
- Sól dla smaku
- $\frac{1}{2}$ łyżeczki świeżo zmielonego czarnego pieprzu
- Szczypta świeżo startej gałki muszkatołowej

a) Namocz 12 małych drewnianych patyczków w wodzie przez co najmniej 20 minut. Połóż plasterek szynki na blacie, a na jednym końcu połóż liść bazylii. Przykryj małżem. Owiń prosciutto wokół przegrzebków i bazylii, chowając je na boki. Powtórz ten proces, aby zrobić 12 paczek. Umieść je na namoczonych szaszłykach, przykryj i odstaw na bok. Podgrzej grill lub dużą patelnię.

b) Grilluj paczki na średnim ogniu na węglu drzewnym lub na patelni z odrobiną oliwy z oliwek, aż prosciutto zacznie skwierczeć. Obróć raz i kontynuuj gotowanie, łącznie nie dłużej niż 5 minut.

c) W międzyczasie podsmaż szpinak na dużej patelni z odrobiną oleju, aż zmięknie. Dodaj śmietanę, dopraw do smaku solą, pieprzem i odrobiną gałki muszkatołowej. Przed podaniem ułóż szpinak w śmietanie na każdym z dwóch podgrzanych talerzy obiadowych. Zsuń paczkę przegrzebków z szaszłyków i ułóż je na szpinaku.

89. Seitan i czarna fasola

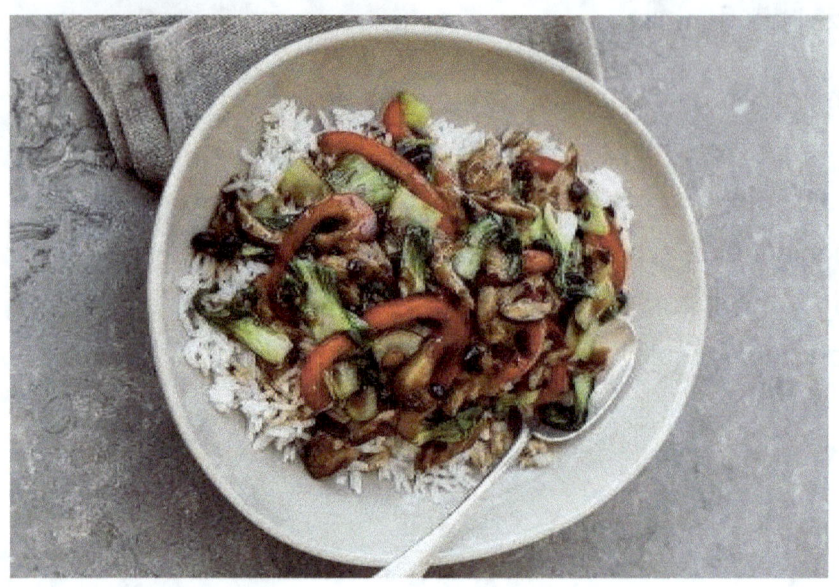

Na sos:

- 400g puszka czarnej fasoli, odsączonej i wypłukanej.
- 75 g miękkiego ciemnobrązowego cukru.
- 3 ząbki czosnku.
- 2 łyżki sosu sojowego.
- 1 łyżeczka chińskich pięciu przypraw w proszku.
- 2 łyżki octu ryżowego.
- 1 łyżka gładkiego masła orzechowego.
- 1 czerwone chili, drobno posiekane.

Do smażenia:

- 350 g słoik marynowanych kawałków seitanu.
- 1 łyżka mąki kukurydzianej.
- 2-3 łyżki oleju roślinnego.
- 1 czerwona papryka, pokrojona w plastry.
- 300 g pak choi, pokrojonych w plastry.
- 2 dymki, pokrojone w plastry.
- Makaron ryżowy lub ryż preparowany do podania.

Wskazówki:

a) Zacznij od przygotowania sosu, włóż połowę ziaren do miski młynka z resztą składników aktywnych i dodaj 50 ml wody. Dopraw, a następnie wymieszaj, aż będzie gładka. Umieścić na patelni i ostrożnie podgrzewać przez około 5 minut, aż będzie błyszcząca i gęsta.

b) Odcedź seitan i osusz papierem kuchennym. Kawałki seitanu wymieszać w misce z mąką kukurydzianą i odstawić. Rozgrzej wok do maksimum, dodaj trochę oleju, następnie seitan - może być konieczne partiami. Smaż przez około 5 minut, aż brzegi się zrumienią. Wyjmij seitan z woka łyżką cedzakową i odłóż na talerz.

c) Jeśli na tym etapie wok jest suchy, dodaj 1 łyżeczkę oleju roślinnego. Gotuj przez 3-4 minuty, następnie włóż seitan z powrotem na patelnię, wymieszaj sos i gotuj przez 1 minutę.

90. Okładki Curry Tofu

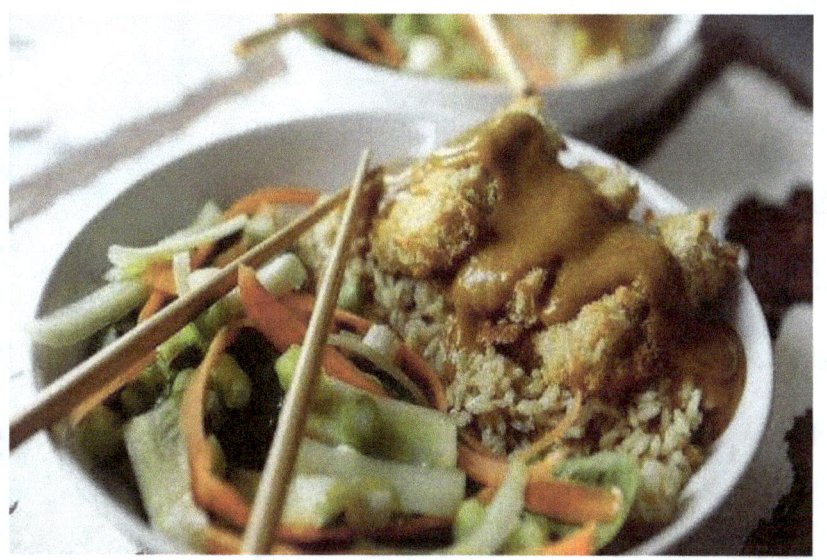

Składniki:

- 1/2 czerwonej kapusty, poszatkowanej.
- 4 czubate łyżki jogurtu bezmlecznego
- 3 łyżki sosu miętowego.
- 3 x 200g saszetek tofu, każde pokrojone na 15 kostek.
- 2 łyżki pasty curry tandoori.
- 2 łyżki oleju.
- 2 cebule, pokrojone w plastry.
- 2 duże ząbki czosnku pokroić w plasterki.
- 8 chapati.
- 2 limonki, pokrojone na ćwiartki.

Wskazówki:

a) Wymieszać kapustę, sos jogurtowo-miętowy, doprawić i odstawić. Wymieszaj tofu z pastą tandoori i 1 łyżką oleju. Podgrzej patelnię i gotuj tofu partiami po kilka minut z każdej strony, aż się zarumieni. Wyjmij z patelni łyżką cedzakową i

b) Dodaj pozostały olej na patelnię, wymieszaj cebulę i czosnek i smaż przez 8-10 minut, aż zmiękną. Włóż tofu na patelnię i dobrze dopraw.

c) Podgrzej czapati zgodnie z instrukcją na opakowaniu, a następnie posyp kapustą, a następnie dodaj tofu z curry i wyciśnij limonkę.

91. Sałatka tajska z tempeh

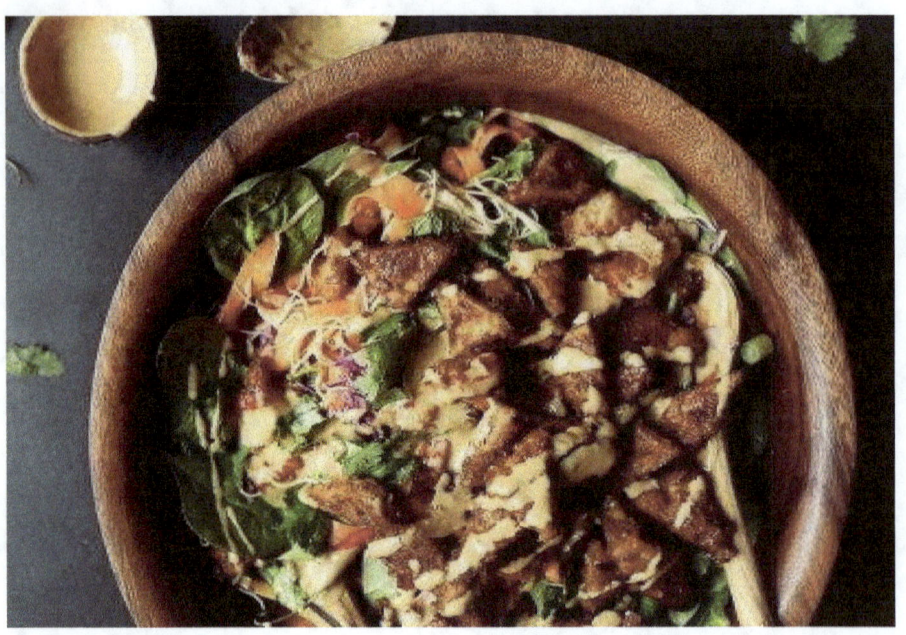

Sałatka:

- 6 uncji makaronu wermiszelowego
- 2 średnie, całe marchewki, „wklejane" obieraczką do warzyw lub spiralizerem.
- 2 łodygi zielonej cebuli
- 1/4 szklanki posiekanej kolendry.
- 2-3 łyżki pokrojonej mięty.
- 1 szklanka luźno zapakowanego szpinaku
- 1 szklanka bardzo drobno pokrojonej czerwonej kapusty.
- 1 średnia czerwona papryka.
- 1 partia marynowanego tempeh z orzeszkami ziemnymi.

Plaster:

- 1/3 szklanki solonego aksamitnego masła orzechowego, masła migdałowego lub masła do opalania.
- 3 łyżki tamari bezglutenowego.
- 3 łyżki syropu klonowego.
- 1 łyżeczka sosu chili czosnkowego
- 1 średnia limonka, sok (skórka - 3 łyżki lub 45 ml).
- 1/4 szklanki wody (do rozcieńczenia).

Wskazówki:

a) Makaron ryżowy ugotować zgodnie z instrukcją na opakowaniu, opłukać, odcedzić i ostudzić.

b) W dużej misce dodaj ugotowany i schłodzony makaron, marchew, zieloną cebulę, kolendrę, miętę, szpinak, kapustę i czerwoną paprykę i delikatnie wymieszaj, aby połączyć. Książka.

c) Zrób opatrunek.

d) Dodaj 1/2 tempeh (opcjonalnie) i 1/2 dressingu do sałatki i wymieszaj. Na wierzch z tempeh i pozostałym sosem. Natychmiast podawaj.

92. Pbaton z komosą ryżową

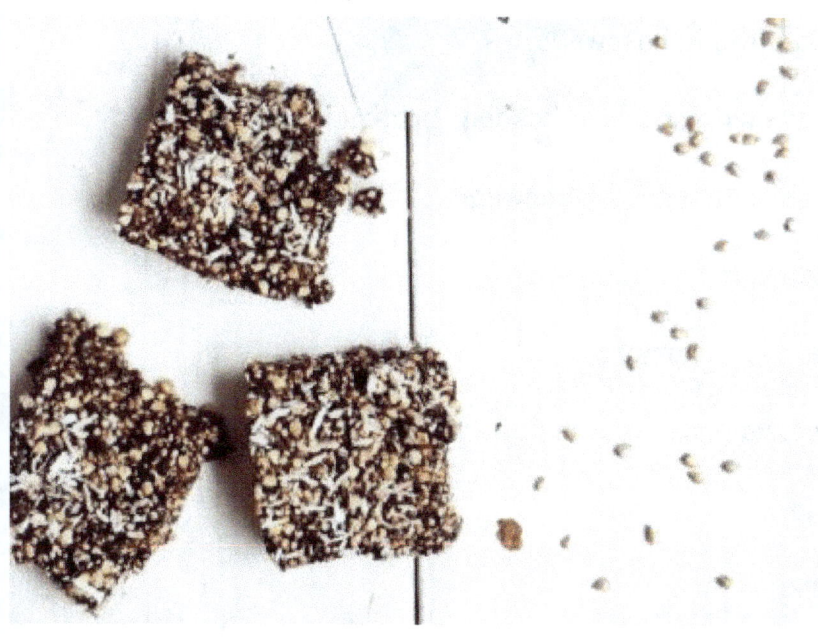

Składniki:

- 3 łyżki oleju kokosowego.
- 1/2 szklanki surowego kakao w proszku.
- 1/3 szklanki syropu klonowego.
- 1 łyżka tahini
- 1 łyżeczka cynamonu.
- 1 łyżeczka proszku waniliowego.
- Sól morska.

Wskazówki:

a) W małym rondlu na średnim ogniu rozpuść olej kokosowy, surowe kakao, tahini, cynamon, syrop klonowy, syrop waniliowy i sól razem, aż powstanie gęsta mieszanka czekolady.

b) Polej posiekaną komosę ryżową sosem czekoladowym i dobrze wymieszaj. Do małych foremek do pieczenia włożyć dużą łyżkę kawałków czekolady.

c) Włóż je do zamrażarki na co najmniej 20 minut, aby się stwardniały. Przechowuj w zamrażarce i ciesz się!

93. CCiasteczka z kawałkami czekolady

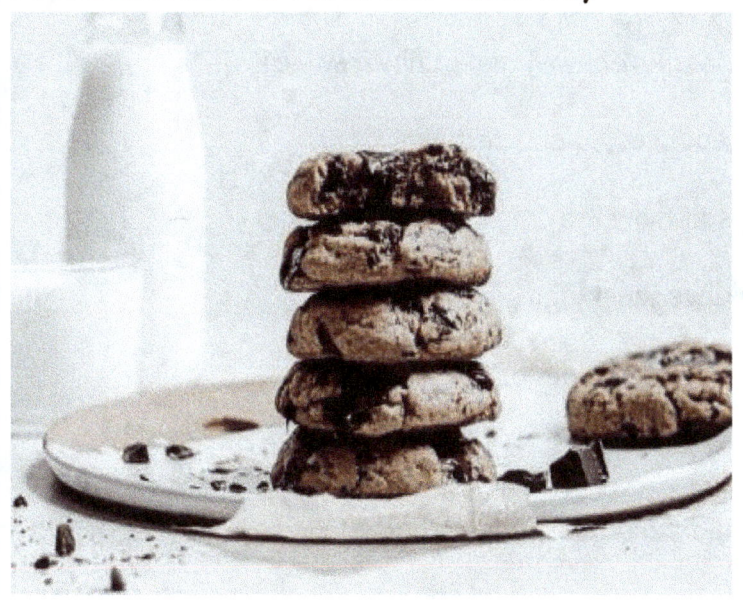

Składniki:

- 2 szklanki bezglutenowej mąki uniwersalnej.
- 1 łyżeczka wodorowęglanu sodu.
- 1 łyżeczka soli morskiej.
- 1/4 szklanki wegańskiego jogurtu.
- 7 łyżek masła wegańskiego.
- 3 łyżki masła nerkowca
- 1 1/4 szklanki cukru kokosowego.
- 2 jajka chia.
- Tabliczka z ciemnej czekolady, porcje łamane.

Wskazówki:

a) Rozgrzej piekarnik do 375°F

b) W średniej wielkości misce wymieszaj mąkę bezglutenową, sól i sodę oczyszczoną. Odstaw to na bok, podczas gdy masło będzie topione.

c) Połącz masło, jogurt, masło z orzechów nerkowca, cukier kokosowy w misce i mikserem stojącym lub ręcznym mieszaj przez kilka minut, aż się połączą.

d) Dodaj jajka chia i dobrze wymieszaj.

e) Dodaj mieszankę mąki chia i jajka i mieszaj na niskim poziomie, aż się połączy.

f) Dodać kawałki czekolady.

g) Włóż ciasto do lodówki na 30 minut.

h) Wyjmij ciasto z lodówki i pozwól mu osiągnąć temperaturę pokojową, około 10 minut, i wyłóż arkusz ciastek pergaminem.

i) Używając rąk, nabierz 1 1/2 łyżki ciasta na papier do pergaminu. Zostaw trochę miejsca między każdym ciasteczkiem.

j) Piecz ciasteczka przez 9-11 minut. Podekscytować się!

94. SPiekło edamame dip

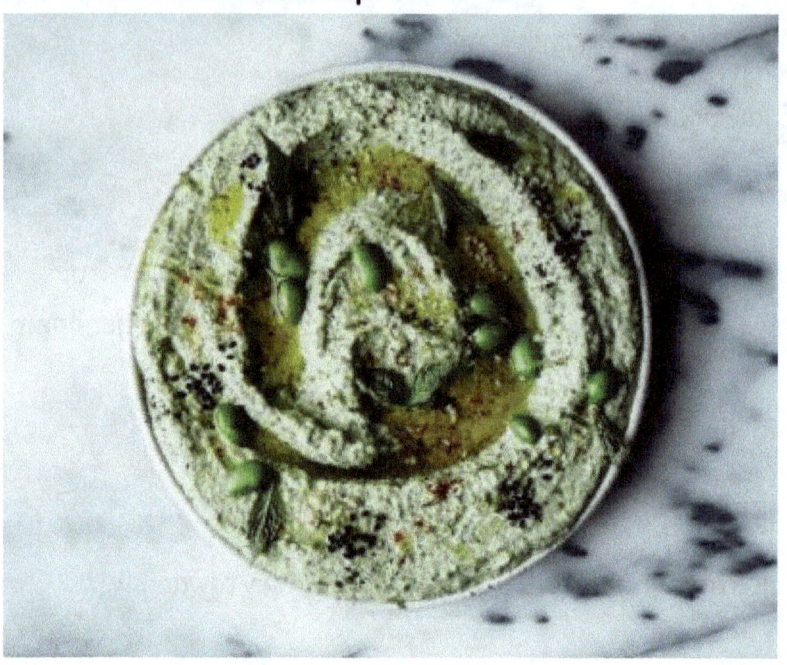

Składniki:

- 1/2 szklanki pokrojonej czerwonej cebuli.
- Sok z 1 limonki.
- Sól morska.
- Garść kolendry.
- Pomidory pokrojone w kostkę (opcjonalnie).
- Płatki chili.

Wskazówki:

a) Wystarczy zmiksować cebulę w blenderze przez kilka sekund. Następnie dodaj resztę składników aktywnych i pulsuj, aż edamame zostanie wymieszany w dużych porcjach.

b) Smakuj jako pasta do tostów, na kanapkę, jako dip lub jako sos pesto!

95. Mkubki z orzechów nerkowca

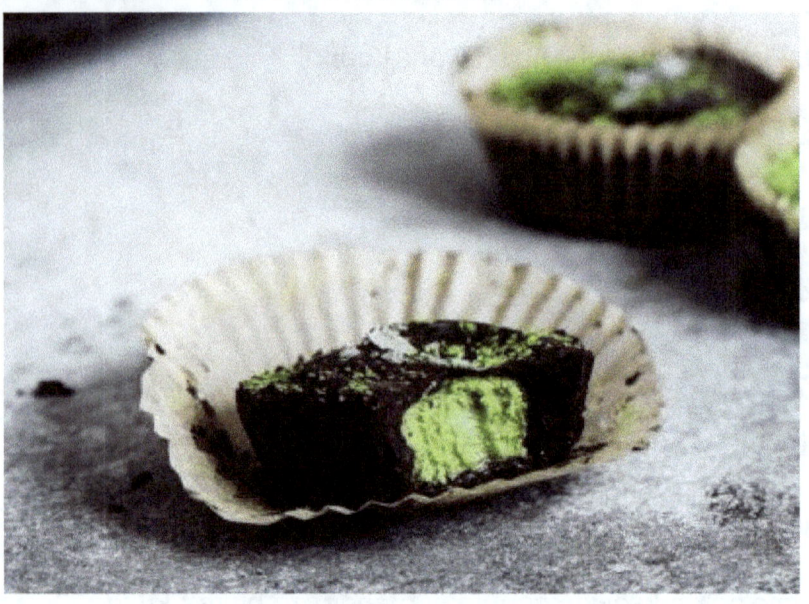

Składniki:

- 2/3 szklanki masła kakaowego.
- 3/4 szklanki kakao w proszku.
- 1/3 szklanki syropu klonowego.
- 1/2 szklanki masła z orzechów nerkowca lub cokolwiek chcesz.
- 2 łyżeczki matcha w proszku.
- Sól morska.

Wskazówki:

a) Napełnij patelnię 1/3 szklanki wody i umieść miskę na wierzchu, przykrywając patelnię. Gdy garnek będzie gorący, a woda pod nim się zagotuje, rozpuść masło kakaowe w garnku, włącz ogień i. Po roztopieniu zdejmij z ognia i mieszaj przez kilka minut syrop klonowy i proszek kakaowy, aż czekolada zgęstnieje.

b) Używając średniej wielkości wkładki do babeczek, wypełnij dolną warstwę dużą łyżką mieszanki czekoladowej. Włóż je do zamrażarki na 15 minut, aby stwardniały.

c) Wyjmij zamrożoną czekoladę z zamrażarki i umieść 1 łyżkę stołową masła matcha/masła nerkowca na wierzchu warstwy zamrożonej czekolady. Posyp solą morską i odstaw do zamrażarki na 15 minut.

96. CCzekoladowe chipsy z chmielu

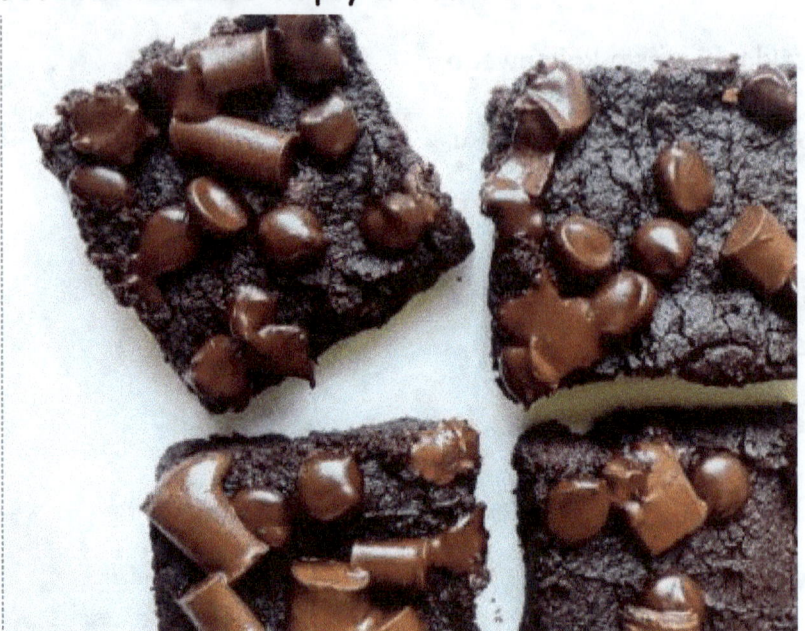

Składniki:

- Puszka ciecierzycy 400 g, wypłukana, odsączona.
- 250 g masła migdałowego.
- 70 ml syropu klonowego.
- 15 ml pasty waniliowej.
- 1 szczypta soli.
- 2 g proszku do pieczenia.
- 2 g wodorowęglanu sodu.
- 40 g wegańskich chipsów czekoladowych.

Wskazówki:

a) Rozgrzej piekarnik do 180°C/350°F.

b) Nasmaruj dużą patelnię olejem kokosowym.

c) Połącz ciecierzycę, masło migdałowe, syrop klonowy, wanilię, sól, proszek do pieczenia i sodę oczyszczoną w blenderze.

d) Mieszaj do uzyskania gładkości. Wymieszaj połowę kawałków czekolady, rozprowadź ciasto na przygotowanej patelni.

e) Posyp zapisanymi płatkami czekolady.

f) Piecz przez 45-50 minut lub do momentu, gdy włożona wykałaczka wyjdzie czysta.

97. Swilgotne zielone ciasteczka

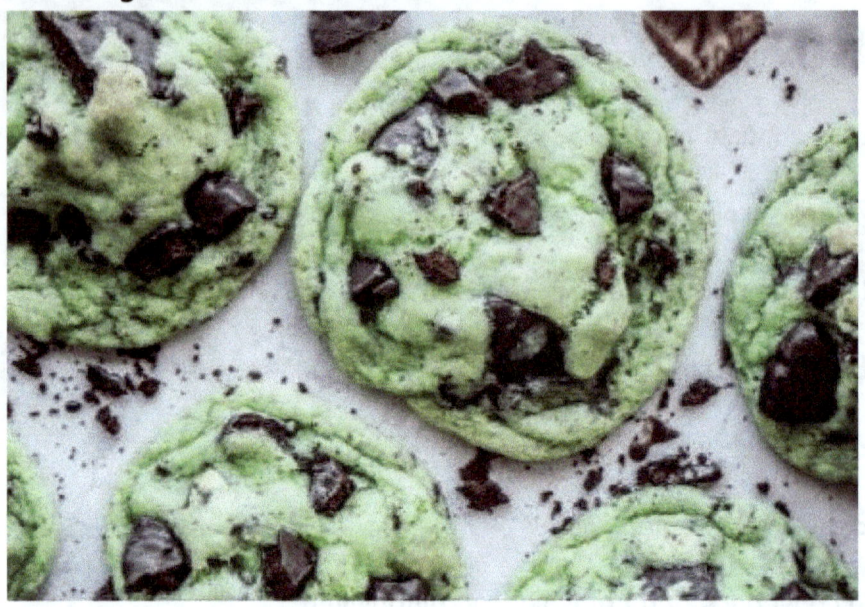

Składniki:

- 165 g zielonego groszku.
- 80 g posiekanych daktyli medjool.
- 60 g jedwabistego tofu, puree.
- 100 g mąki migdałowej.
- 1 łyżeczka proszku do pieczenia.
- 12 migdałów.

Wskazówki:

a) Rozgrzej piekarnik do 180°C/350°F.

b) Połącz groszek i daktyle w robocie kuchennym.

c) Miksuj, aż powstanie gęsta pasta.

d) Przenieś mieszaninę grochu do miski. Wymieszaj tofu, mąkę migdałową i proszek do pieczenia. Uformuj mieszankę w 12 kulek.

e) Kulki układamy na blasze wyłożonej papierem do pieczenia. Spłaszcz każdą kulkę olejowaną dłonią.

f) Włóż migdał do każdego ciasteczka. Piecz ciasteczka przez 25-30 minut lub aż się lekko zarumienią.

g) Schłodzić na ruszcie przed podaniem.

98. Bbatoniki ananasowe

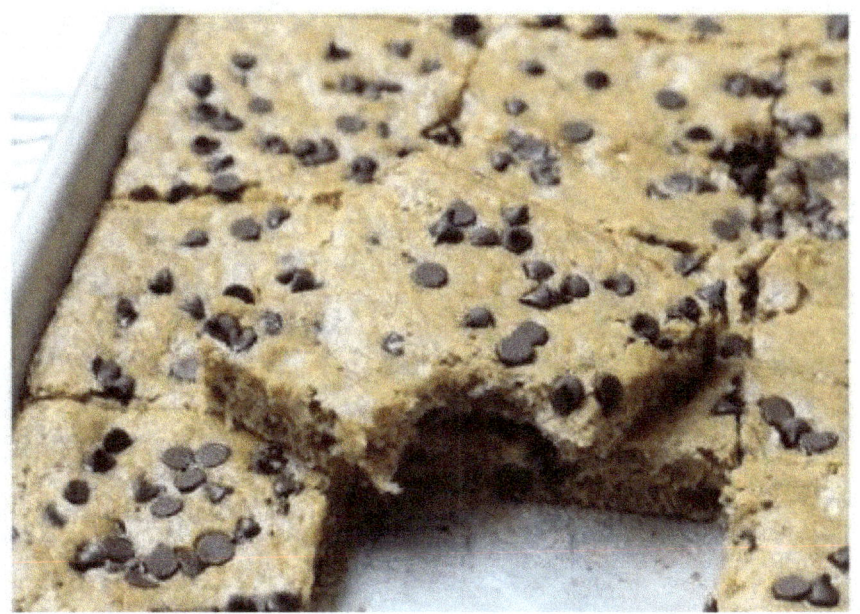

Składniki:

- 130 g gładkiego masła orzechowego.
- 60 ml syropu klonowego.
- 1 banan, puree.
- 45 ml wody.
- 15 g zmielonych nasion lnu.
- 95 g ugotowanej komosy ryżowej.
- 25 g nasion chia.
- 5 ml wanilii.
- 90 g szybko gotujących się płatków owsianych.
- 55 g mąki razowej.
- 5 g proszku do pieczenia.
- 5 g cynamonu.
- 1 szczypta soli.
- Dodatki:
- 5 ml roztopionego oleju kokosowego.
- 30 g posiekanej wegańskiej czekolady.

Wskazówki:

a) Rozgrzej piekarnik do 180°C/350°F.

b) Blachę do pieczenia 16 cm wyłożyć papierem do pieczenia.

c) Połącz siemię lniane i wodę w małej misce. Odstawić na 10 minut.

d) W osobnej misce wymieszać masło orzechowe, syrop klonowy i banana. Dodaj mieszankę z nasion lnu.

e) Gdy uzyskasz gładką mieszankę, dodaj komosę ryżową, nasiona chia, ekstrakt waniliowy, płatki owsiane, mąkę razową, proszek do pieczenia, cynamon i sól.

f) Ciasto wlać do przygotowanego naczynia do pieczenia. Pokrój na 8 batonów.

g) Piec batony przez 30 minut.

h) W międzyczasie przygotuj polewę; połącz czekoladę i olej kokosowy w żaroodpornej misce. Umieść go na wrzącej wodzie, aż się rozpuści.

i) Wyjmij batony z piekarnika. Umieść na ruszcie na 15 minut do ostygnięcia. Batony wyjąć z naczynia do pieczenia i skropić polewą czekoladową. Obsługiwać.

99. Ppączki z roteiną

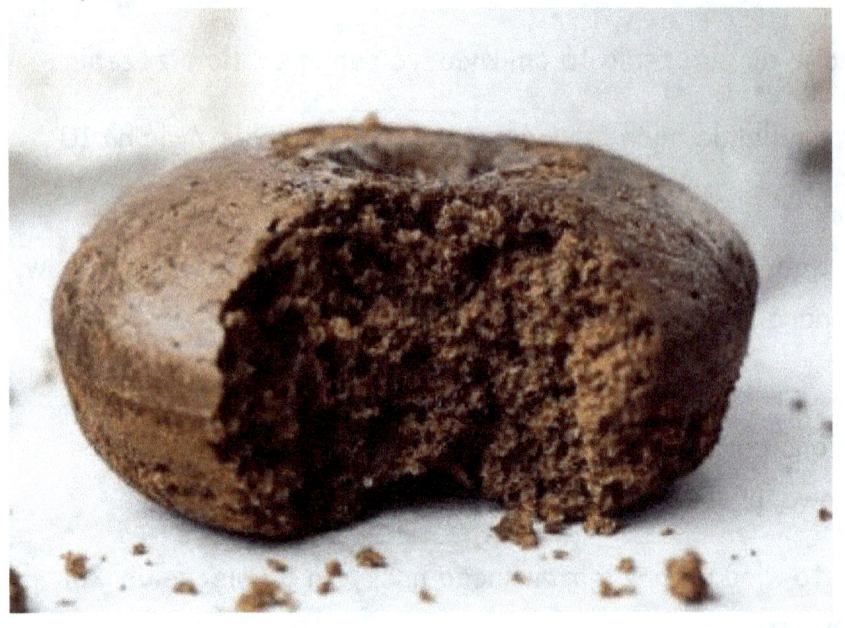

Składniki:

- 85 g mąki kokosowej.
- 110 g proszku białka z kiełków brązowego ryżu o smaku waniliowym.
- 25 g mąki migdałowej.
- 50 g cukru klonowego.
- 30 ml roztopionego oleju kokosowego.
- 8 g proszku do pieczenia.
- 115 ml mleka sojowego.
- 1/2 łyżeczki octu jabłkowego.
- 1/2 łyżeczki pasty waniliowej.
- 1/2 łyżeczki cynamonu.
- 30 ml ekologicznego musu jabłkowego.
- Dodatkowy:
- 30 g cukru kokosowego w proszku.
- 10 g cynamonu.

Wskazówki:

a) W misce wymieszaj wszystkie suche składniki.

b) W osobnej misce wymieszaj mleko z musem jabłkowym, olejem kokosowym i octem jabłkowym.

c) Złożyć mokre składniki do suchego i wymieszać, aż dobrze się połączą.

d) Rozgrzej piekarnik do 180°C/350°F i posmaruj 10-otworową patelnię do pączków.

e) Przygotowane ciasto wlać do wysmarowanej tłuszczem patelni do pączków.

f) Piecz pączki przez 15-20 minut.

g) Gdy pączki są jeszcze ciepłe, posyp cukrem kokosowym i cynamonem. Podawaj na ciepło.

100. Htofu z sezamem

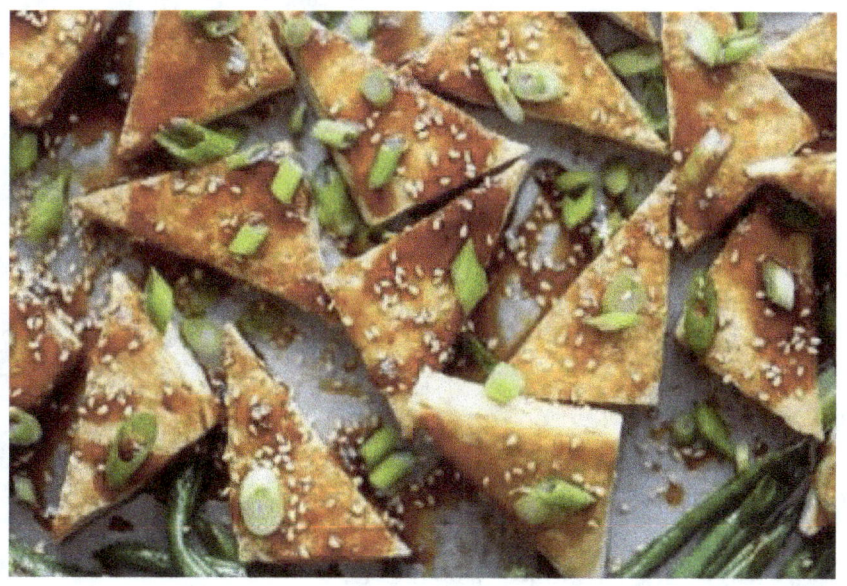

Składniki:

- 12 uncji bardzo twardego tofu, odsączonego i wysuszonego.
- Olej lub spray do gotowania.
- 2 łyżki sosu sojowego o niskiej zawartości sodu lub tamari.
- 3 ząbki czosnku, posiekane.
- 1 łyżka miodu.
- 1 łyżka startego świeżego, obranego imbiru.
- 1 łyżeczka prażonego oleju sezamowego.
- 1 kilogram zielonej fasolki, przyciętej.
- 2 łyżki oliwy z oliwek.
- 1/4 łyżeczki płatków czerwonej papryki (opcjonalnie).
- Sól koszerna.
- Świeżo zmielony czarny pieprz.
- 1 średnia cebula, bardzo drobno pokrojona.
- 1/4 łyżeczki sezamu.

Wskazówki:

a) Odstawić na 10 do 30 minut. W dużej misce ubij sos sojowy lub tamari, czosnek, miód, imbir i olej sezamowy; odłożyć na bok.

b) Pokrój tofu na trójkąty i ułóż w jednej warstwie na połowie przygotowanej blachy do pieczenia. Skrop mieszanką sosu sojowego. Piecz na złoty kolor na spodzie, 12 do 13 minut.

c) Odwróć tofu. Umieść zieloną fasolkę w jednej warstwie na drugiej połowie blachy do pieczenia. Skrop oliwą z oliwek i posyp płatkami czerwonej papryki; dopraw solą i pieprzem.

d) Wróć do piekarnika i piecz, aż tofu zarumieni się z drugiej strony, jeszcze 10 do 12 minut. Posyp sezamem i od razu podawaj.

WNIOSEK

Jest wiele rzeczy, które mogą przyczynić się do Twojego sukcesu, ale najważniejsze to Ty! Nie pozwól, aby inni cię poniżali, kulturystyka będąca na diecie wegańskiej może często skutkować negatywnymi uwagami ze strony innych.
Zdecydowałem się ją zignorować i udowodnić, że się mylą.

Dopóki przestrzegasz planu diety, który składa się z dużej ilości białka, węglowodanów, tłuszczów, owoców i warzyw i postępujesz w stałym tempie dzięki ćwiczeniom, nie ma powodu, aby zawieść. Po prostu musisz być zmotywowany i trzymać się tego. Gdy zastosujesz całą wiedzę i techniki, których nauczyłeś się z tego przewodnika, oraz własne badania, nic Cię nie powstrzyma - więc ruszaj i powodzenia!

www.ingramcontent.com/pod-product-compliance
Lightning Source LLC
Chambersburg PA
CBHW070503120526
44590CB00013B/738